Eberhard J. Wormer

GESUNDE GELENKE

Vital und beweglich bleiben

Das Anti-Arthrose-Programm

VORWORT

Liebe Leserin, lieber Leser,

Wie sieht's aus? Fit und beweglich? Mit 20: kein Problem – Fußball, Surfen, Ski; mit 35: Lauftraining; mit 50: Bewegungsbedarf; mit 65: Fitnessstudio, drei Mal pro Woche; mit 80: Schwimmen, Tennis, Boxen. Fitness in jedem Alter ist heute keine bloße Wunschvorstellung mehr, sondern tatsächlich machbar. Voraussetzung: Sie werden aktiv und bleiben aktiv.

Machen das die Gelenke mit? Tatsächlich betrifft Knorpelschwund, Arthrose genannt, fast jeden Menschen. Aber die meisten kommen damit gut zurecht – wenn der Lebensstil und das Gewicht stimmen. In diesem Buch finden Sie die besten und wirksamsten Angebote zur Arthrosevorbeugung. Sie können aus einer Vielzahl von Optionen Ihr passendes Programm zusammenstellen: Bewegung, Entspannung, gesunde Ernährung und Abnehmen, Vitalstoffe und Knorpelstoffe. Die Auswahl beschränkt sich auf das, was Sie in jedem Fall selbst tun können. Do-it-Yourself-Medizin ohne Nebenwirkungen! Um Ihren Knorpelschutz, Ihre Gesundheit und die Vorbeugung von Arthrose kümmern Sie sich selbst.

Mit den hier vorgestellten Aktivitäten schützen Sie sich vor Arthrosebeschwerden. Machen Sie etwas daraus, zum eigenen Vorteil.

Gelenkprobleme müssen nicht sein – Vorbeugung ist die beste Medizin!

Dr. med. Eberhard J. Wormer

INHALT

Vorwort 4

Mysterium Knorpelschwund 7
Rätselhafte Gelenkprobleme 8
Antworten der Evolution 8
Antworten der Biotechnologie 9
Königsweg Vorbeugung 9

Bewegliche Teile 11
Baustoff: Bindegewebe 12
Bauteile: Knochen 12
Gleitfläche: Knorpel 13
Gehäuse: Kapsel 14
Gleitmittel: Flüssigkeit 15
Hilfsmotor: Bänder und Muskeln 15
Mechanik: Kugeln und Scharniere 15

Was ist Arthrose? 21
Ursachen oder Faktoren 22
Veränderungen im Gelenk 23
Ein schleichender Prozess 24
Eine Volkskrankheit 24
Keine Frage des Alters 25
Arthrose oder Arthritis 25

Stressabbau am Knorpel 29
Beweglich bleiben 30
Bewegung im Wasser 52
Yoga 53
Qigong 60
Tai-Chi 69

Stresskiller: Konzentration und Entspannung 72
Progressive Muskelrelaxation 72
Feldenkrais 74
Autogenes Training 74

TCM-Kur: Heilkräuter und Akupressur ... 78
Äußerliche Mittel ... 79
Innerliche Mittel ... 79
Akupressur ... 80

Knorpelschutz: Gesunde Ernährung ... 83
Moderne Steinzeitkost: Gut essen und abnehmen ... 84
Functional Food ... 87

Entlastung: Intervallfasten ... 92
Entgiften, vorbeugen, regenerieren ... 93
Schonzeit im Darm ... 95
Essenszeit: 7 Tage 16:8 ... 99

Gelenkschutz: Vitalstoffe ... 101
Folsäure ... 102
Vitamin B12 ... 102
Vitamin C ... 105
Vitamin D ... 106
Vitamin E ... 109
Vitamin K ... 110
Bor ... 111
Kupfer ... 112
Magnesium ... 112
Selen ... 113
Zink ... 116
Omega-3-Fettsäuren ... 116

Regeneration: Knorpelstoff ... 121
Chondroitin ... 121
Glucosamin ... 122
Hyaluronsäure ... 123
Kollagen-Hydrolysat ... 124

Infoservice ... 126

Rezepte ... 127

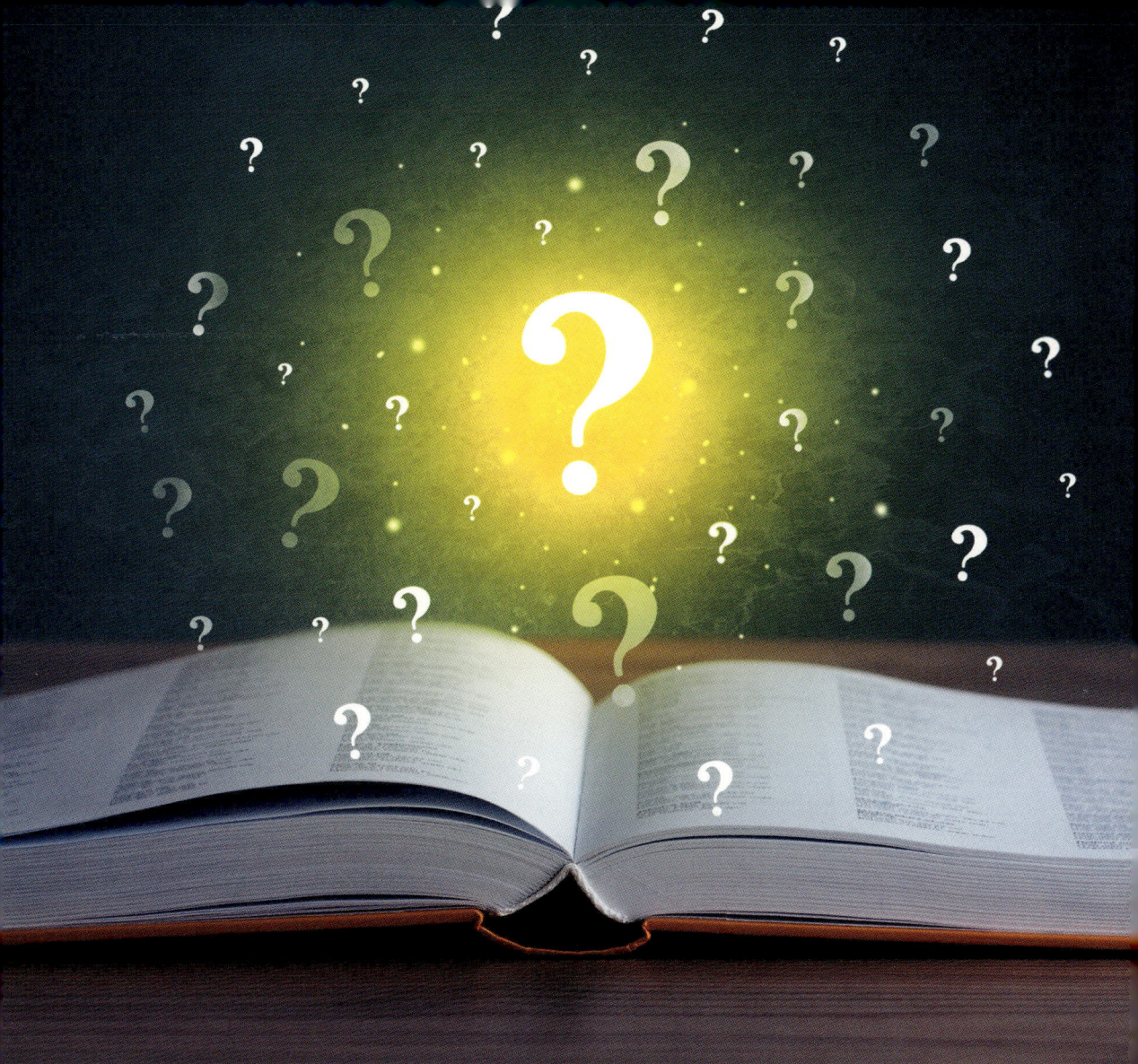

MYSTERIUM KNORPELSCHWUND

Arthrose ist alles andere als eine moderne Zivilisationskrankheit. Allerdings tragen die Errungenschaften der modernen Zivilisation – Bewegungsmangel, Übergewicht, ungesunde Ernährung – wesentlich dazu bei, dass Arthrose heute als „Volkskrankheit" wahrgenommen wird. Jede zweite Frau und ein Drittel aller Männer über 60 Jahre sollen vom arthrotischen Knorpelschwund geplagt sein – häufig Auslöser von Schmerz und Bewegungseinschränkung. Die Ursachen sind nach wie vor nicht bekannt. Man weiß aber, dass viele Faktoren an der Entstehung von Arthrose beteiligt sind.

Mysterium Knorpelschwund

RÄTSELHAFTE GELENKPROBLEME

„Arthrose bleibt ein Mysterium. Jeder erkennt sie, wenn er sie sieht – aber niemand kann sie definieren." Der Arthroseforscher Paul Dieppe sagte das im Jahr 1984 und es gilt noch heute. Bei Arthrose, auch als degenerative Gelenkerkrankung, Arthrosis deformans oder Osteoarthrose bekannt, kommt es zunehmend zum Aufbrauch („Verschleiß") von Gelenkknorpel, der dann seine Stoßdämpferfunktion einbüßt. Typische Anzeichen sind anfangs Aufweichung, Einrisse und Fragmentierungen im Gelenkknorpel. Später verdichtet sich die Knochensubstanz unter der Knorpeloberfläche. Knochenzysten und knöcherne Auswüchse an den Gelenkrändern entwickeln sich. Am Ende sind die Gelenkknochen blankgezogen und reiben aufeinander. Das zentrale Problem solcher Veränderungen: Schmerzen und Bewegungseinschränkung.

Arthrose ist die am weitesten verbreitete krankhafte Störung der knöchernen Komponenten des Bewegungsapparats. Sie ist heute zudem die häufigste Gelenkerkrankung überhaupt. Seit Jahrzehnten befasst sich die Forschung mit Ursachen und Faktoren, die zur Arthrose führen. Man möchte mehr erfahren über die Entstehungsbedingungen und Verläufe, über beteiligte Zellen, Gewebe, Organe und Auslöser, über die Diagnose sowie über die wirksame Vorbeugung und Behandlung von Beschwerden.

ANTWORTEN DER EVOLUTION

Eine mögliche Antwort auf die Frage nach der Herkunft der Arthrose ist in der menschlichen Entwicklungsgeschichte zu finden. Der aufrechte Gang des *Homo sapiens* ist eine relativ junge Errungenschaft. Und innerhalb von weniger als 200 Jahren ist die Lebenserwartung auf beeindruckende 70 Jahre (Männer) bzw. mehr als 80 Jahre (Frauen) angestiegen. Damit hielt offenbar die Funktionalität unserer Gelenkausstattung nicht Schritt. Die Körpergelenke, vor allem der unteren Gliedmaßen, und die Stabilität des Knochenskeletts sind an die Belastungen eines sehr langen Lebens noch nicht optimal angepasst. Aufbrauch der Gelenkknorpel im jüngeren und mittleren Lebensalter bleibt meist unauffällig, kann aber später schmerzhafte Probleme verursachen.

Wie man solchen Problemen am besten begegnet, bleibt eine Herausforderung für die Medizin. Auch die Bioanthropologie hat sich an der Spurensuche nach den Ursachen der Arthrose beteiligt – mit Analysen der knöchernen Überreste von Menschen der Stein-, Bronze- und Eisenzeit sowie moderner Menschen bis ins 17./18. Jahrhundert. Die Ergebnisse warfen mehr Fragen auf als erwartet. Alle untersuchten Einflussfaktoren kamen sowohl mit als auch ohne Arthrose vor: Alter, Geschlecht, Trauma, Knochendichte, Körpergewicht, Stoffwechselerkrankungen, Belastungen, Bewegungsmuster, Lebensstil. In früheren Zeiten war vor allem das Ellbogengelenk betroffen. Heute findet man am häufigsten arthrotische Knie- und Hüftgelenke.

ANTWORTEN DER BIOTECHNOLOGIE

Die moderne Medizin hat in den letzten Jahrzehnten erstaunliche Fortschritte in der Behandlung von degenerativen Gelenkerkrankungen erzielt. Das Spektrum reicht von Injektionen in die Gelenkkapsel bis zum totalen Gelenkersatz. Was dabei auf der Strecke geblieben ist, sind die zahlreichen Möglichkeiten, Arthrose wirksam vorzubeugen. Viele Ärzte (und Patienten) betrachten Arthrose als unvermeidlichen „Altersverschleiß", der am Ende nur technologisch zu behandeln ist – eine Fehleinschätzung. Kein Wunder, dass die „neue Hüfte" oder das „neue Kniegelenk" bei Ärzten und Patienten hoch im Kurs stehen.

„Der medizinische Wissensstand über Arthrose steht im deutlichen Kontrast zur Bedeutung dieser Krankheit in unserer Gesellschaft", bemängelt Professor Andrea Meurer von der Orthopädischen Universitätsklinik Friedrichsheim/Frankfurt am Main: „Weder die Ursachen für die Entstehung der Arthrose noch die Veränderungen im Gelenk im Verlauf der Erkrankung sind ausreichend untersucht." Dennoch betrachten viele Arthrosepatienten den Gelenkersatz als hilfreichste Therapie.

Obwohl bewährte gelenkerhaltende (konservative) Therapien existieren, steht die Implantation künstlicher Gelenke – der totale Gelenkersatz – in Industriestaaten ganz hoch im Kurs. Seit 2013 werden in Deutschland immer mehr künstliche Kniegelenke eingesetzt. Von 2013 bis 2016 ist die Zahl der Eingriffe von 143 000 auf 169 000 gestiegen (+18 Prozent). Dieser Trend ist nicht zu erklären, weder medizinisch noch demografisch oder geografisch. Eine Antwort ist: Wer es sich leisten kann, lässt sich neue Gelenke einsetzen – und lebt weiter wie zuvor, gesund oder eher ungesund. Bei unter 60-Jährigen stiegen die Operationszahlen von 27 000 auf 33 000 (+23 Prozent). Eine Studie hält diese Entwicklung für besorgniserregend und Orthopäden fragen sich: „Wird vorschnell operiert?" Denn Gelenkersatz ist auch ein profitables Geschäftsmodell!

Die Kehrseite der Medaille: Die Bundesärztekammer berichtete 2018 über Behandlungsfehler. Mit sehr deutlichem Abstand betrafen die meisten strittigen Diagnosen und Therapiefehler Knie- und Hüftgelenksarthrosen. Überlegen Sie sich gut, ob Sie wirklich unter diesen Umständen Implantate einsetzen lassen.

KÖNIGSWEG VORBEUGUNG

Unterschätzen Sie nicht die Risiken und überschätzen Sie nicht die Möglichkeiten der orthopädischen Medizin. Sie sollten sich darüber im Klaren sein, dass totaler Gelenkersatz immer ein schwerer operativer Eingriff ist. Nicht bei jedem halten die Prothesen lebenslang durch. Die Alternative: Sie kümmern sich frühzeitig um die Gesundheit Ihrer Knochen und Gelenke. Beugen Sie beizeiten Knorpelstress und Arthrose vor. Wie gesagt, jeder Mensch bekommt es mit zunehmendem Alter mit Arthrose zu tun – aber nur jeder Fünfte leidet an Schmerzen und Problemen.

Die bessere Option: Sie behalten Ihre maßgeschneiderten Gelenke. Sie beugen Arthrose frühzeitig vor oder behandeln Beschwerden konservativ – statt auf eine Prothese zu spekulieren. Mit einem gesunden Lebensstil, viel Bewegung und gesunder Ernährung sind Sie lebenslang gelenkfit unterwegs und vor Arthrose geschützt.

Mysterium Knorpelschwund

Arthrose-Tagebuch

- Erst gegen Ende des 19. Jahrhunderts gelang es Ärzten, entzündliche (Arthritis) von nicht-entzündlichen Gelenkveränderungen (Arthrose) zu unterscheiden. Der englische Arzt und Forscher Archibald E. Garrod (1857–1936) benutzte 1889 erstmals den Begriff *osteoarthritis*, um entzündliche von nicht-entzündlichen Gelenkkrankheiten abzugrenzen. Das deutsche Label *Arthrose* erfand der Internist Friedrich von Müller 1913.

- Bis 1986 glaubte man, Arthrose sei eine Erkrankung unbekannter Ursache, die den Gelenkknorpel und darunter liegende Knochen befällt.

- 1989 wurde die Arthrose als degenerativer und deformierender Krankheitsprozess beschrieben, nicht als eigenständige Erkrankung. Komplexe krankhafte Veränderungen kommen durch die Kombination von Knorpelschwund und nachfolgenden Umbauprozessen von Knochen zustande. Arthrose führt dann zu Gelenkschäden, Bewegungseinschränkung und Schmerzen.

- 1994 definierten Forscher Arthrose als Gruppe bestimmter, sich überlappender Erkrankungen unterschiedlicher Ursache, die morphologisch, pathologisch und klinisch ähnlich verlaufen. Die Krankheit betrifft Gelenkknorpel, darunter liegende Knochen, Bänder, Gelenkkapseln, -flüssigkeit (Synovia) und die beteiligte Muskulatur. Demzufolge ist Arthrose der Endzustand mechanischer und biologischer Ereignisse, die die Funktionen sämtlicher beteiligter Strukturen destabilisieren.

- Seit 2003 betrachtet man Arthrose als eine Erkrankung, die durch viele Faktoren entsteht – genetische, metabolische und traumatische Faktoren inklusive: „Arthrose ist durch morphologische, biochemische, molekulare und biomechanische Veränderungen sowohl der Zellen als auch der Matrix gekennzeichnet. Dies führt zur Aufweichung, Fibrillation, Ulzeration und zum Verlust von Gelenkknorpel. Zudem kommt es zur Sklerosierung und zum Aufbrauch darunter liegenden Knochens, zur Osteophyten- und Zystenbildung. Typische Arthrosebeschwerden sind Gelenkschmerz, -empfindlichkeit, Bewegungseinschränkung, Gelenkreiben, ein Erguss sowie Entzündungen unterschiedlichen Schweregrads ohne systemische Effekte." (Flores/Hochberg 2003)

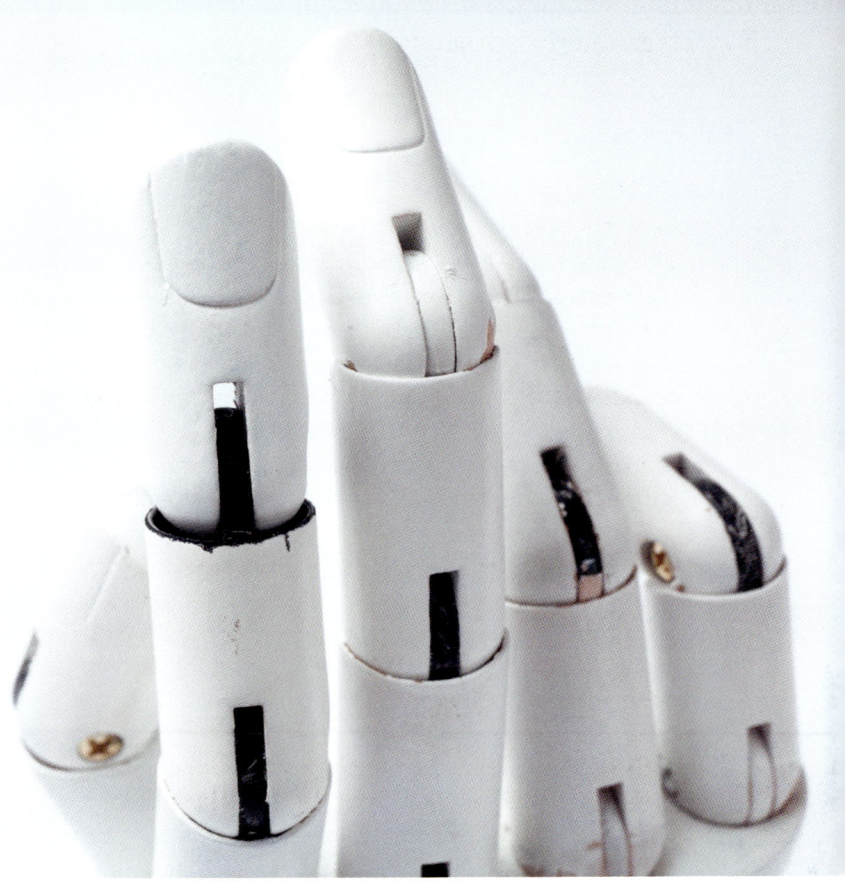

BEWEGLICHE TEILE

Das knöcherne Skelett des Erwachsenen besteht aus 206 bis 214 Knochen inklusive Knorpel- und Bindegewebe. Säuglinge haben noch mehr als 300 Knochen, von denen manche im Lauf der Zeit zusammenwachsen. Viele Knochen sind durch Gelenke miteinander verbunden – mehr oder weniger fest, starr oder beweglich.
Dem Bewegungsapparat verdanken wir die stabile aufrechte Haltung. Knochen allein bewirken keine aufrechte Haltung, geschweige denn eine Bewegung. Haltung und Bewegung werden erst durch Gelenke plus Muskelkraft möglich. Es gibt Gelenkknochen und Bänder, die sie zusammenhalten. Werden diese Bänder gelöst, fällt alles auseinander.

Knochen bewegen sich nur dann, wenn über die Muskulatur Kraft auf sie einwirkt. Allerdings wirkt ein Muskel nicht unmittelbar auf den Knochen ein, sondern überträgt die Kraft auf Sehnen, die die Muskeln und Knochen verbinden und bewegen. Jede Bewegung mit zugehörigen Knochen ist stets das Ergebnis des Zusammenspiels von Muskeln, Faszien, Sehnen und Knochen: beugen, drehen oder strecken. Ohne bewegliche Verbindungen der einzelnen Knochen wäre der Mensch nur ein schlaffer Knochensack. Es gibt deshalb ein äußerst stabiles Stützskelett mit mehr als 360 Gelenkverbindungen.

Bewegliche Teile

BAUSTOFF: BINDEGEWEBE

Bindegewebe gehört zu den elementaren Bausteinen von Gelenken. Es übernimmt unter anderem Stütz- und Versorgungsfunktionen. Es besteht aus Zellverbänden und der Bindegewebsmatrix. Knorpelzellen (Chondrozyten) gehören zu den Bindegewebszellen, die Verbände bilden können.

Die Bindegewebsmatrix besteht zu 20 bis 30 Prozent aus Fasern (kollagen, elastisch, retikulär) und zu 65 bis 70 Prozent aus eiweißhaltigen Molekülkomplexen (Proteoglykane, Glykoproteine). Die Matrixmoleküle vernetzen Bindegewebsfasern und fungieren beispielsweise als Wasserspeicher. Knorpel besteht zu fast 80 Prozent aus Wasser. Man weiß heute auch, dass es Stammzellen gibt, die neue Knorpelzellen produzieren.

BAUTEILE: KNOCHEN

Ein Gelenk verbindet mindestens zwei verschiedene Knochen. Je nach Funktion unterscheidet man Kugelgelenke (wie an der Hüfte), Eigelenke (wie an der Hand), Scharniergelenke (wie am Ellbogen), Zapfengelenke (wie am Unterarm), Sattelgelenke (wie an der Daumenwurzel) und flache Gelenke (wie an den Wirbeln). Drei Gelenktypen stehen zur Auswahl:

- Unbewegliche Gelenke (Synarthrosen), z. B. am knöchernen Schädel
- Gelenke mit stark eingeschränkter Beweglichkeit (Amphiarthrosen), z. B. Wirbelkörper
- Gelenke mit eindeutiger Beweglichkeit (Diarthrosen), z. B. Gliedmaßengelenke

Am Gelenk beteiligte Knochen haben unter der Knorpelschicht eine spezielle Knochenschicht, sogenannter subchondraler Knochen. Es handelt sich um eine dünne Knochenplatte, die vergleichsweise gut verformbar ist. Subchondraler Knochen ist mit dem darunterliegenden Knochen und dem darüberliegenden Knorpel durch kollagene Fasern vernetzt. Bei Arthrose verfestigt sich der subchondrale Knochen zunehmend. Hyaliner Gelenkknorpel hat an der Unterseite noch eine verknöchernde Knorpelschicht, die mit subchondralem Knochen fest verzahnt ist.

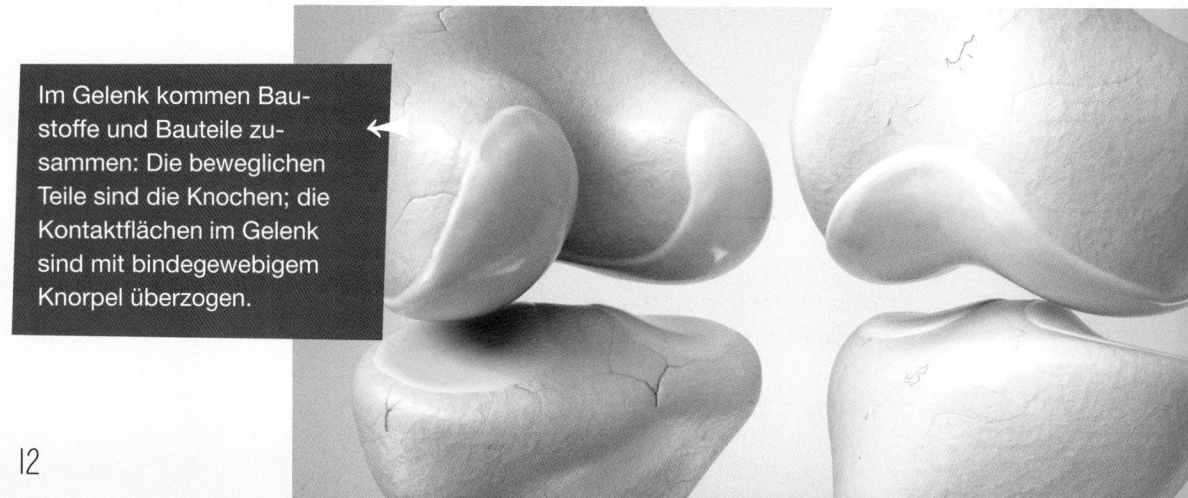

Im Gelenk kommen Baustoffe und Bauteile zusammen: Die beweglichen Teile sind die Knochen; die Kontaktflächen im Gelenk sind mit bindegewebigem Knorpel überzogen.

GLEITFLÄCHE: KNORPEL

Gelenkknorpel ist hyaliner Knorpel (hyalin = durchscheinend, glasig, klar). Die Knorpelschicht sitzt auf dem subchondralen Knochen und dieser wiederum auf dem Gelenkknochen. Gelenkknorpel kann mehrere Millimeter dick sein (z. B. am Knie 5 mm). Knorpel wird nicht durch Nerven, Lymph- oder Blutgefäße versorgt, sondern durch Kooperation aller am Gelenk beteiligten Strukturen (Gelenkkapsel, -flüssigkeit, Bänder u. a.). Unter dem Mikroskop erscheint die Knorpeloberfläche weißlich und mit winzigen Einsenkungen bedeckt, wie bei einem Golfball. Diese Einsenkungen markieren vermutlich die Standorte von Knorpelzellen (Chondrozyten). Knorpelzellen werden durch Diffusion via Gelenkflüssigkeit ernährt: durch Pumpbewegungen bei Gelenkbewegung. Statische Belastung (langes Stehen) und Gewichtsbelastung der Knie- und Hüftgelenke begünstigen Knorpelabbau durch mangelhafte Nährstoffversorgung. Dies erklärt auch den Erfolg des vorbeugenden Trainings: Es verbessert die Knorpelernährung und schützt so vor Arthrose.

Gelenkknorpel besteht zu fast 80 Prozent aus Wasser sowie aus Knorpelzellen, Kollagen und Zucker/Eiweißstoffen (Proteoglykane). Unter Druck kann der Knorpel bis zu ein Fünftel seines Wassergehalts verlieren. Lässt der Druck nach, saugt sich der Knorpel wieder mit Wasser aus der Gelenkflüssigkeit voll. Hyaliner Knorpel hält Drücke bis zu 2000 kPA aus, was dem 10- bis 20-fachen Autoreifendruck entspricht. Die Elastizität von Knorpel lässt sich mit einem Wasserkissen vergleichen, das sich bei Druckeinwirkung die Formveränderung merken kann. Knorpel ist hochgradig und optimal anpassungsfähig.

Wunderstoff: Knorpel

Aufgaben
- Stützgewebe
- reibungslose Gelenkbewegung
- Sicherung des Gelenks bei Zug- und Druckeinwirkung
- Stoßdämpfung (Schockabsorption)
- Ausgleich von Druck- und Scherkräften (bei aufrechtem Gang)

Aufbau
- Knorpelzellen (Chondrozyten): Bildung von elastischen und kollagenen Fasern
- Knorpelmatrix: Mukopolysaccharide, Chondroitinsulfat, Hyaluronsäure u. a.
- Wasseranteil: Erwachsene 80%, hohes Alter 40%

Stoffwechsel
- Knorpelernährung via Diffusion (keine Blut-/Lymphgefäße)
- Mechanische Druck-/Entlastungsbewegung führt zu Pumpbewegungen, die den Stoffaustausch in der Gelenkflüssigkeit ermöglichen

Biomechanik
- Quellungsdruck: Gelenkflüssigkeit tendiert immer dazu, in Gelenkknorpel einzudringen
- Gelenkbewegung produziert Gelenkflüssigkeit
- Stoßdämpfung durch Druckverteilung

Bewegliche Teile

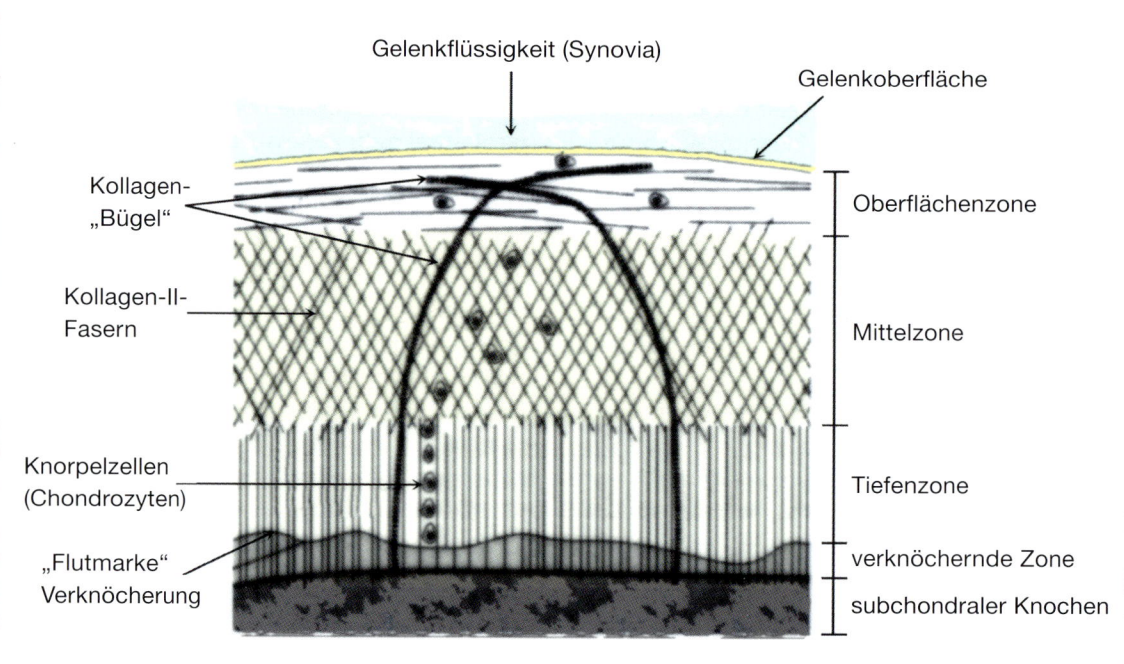

> Knorpel gehört zu den komplex aufgebauten Bindegeweben. Kollagen, Knorpelzellen und Verknöcherungsprozesse sind eng ineinander verflochten, damit es im Gelenk reibungslos läuft.

GEHÄUSE: KAPSEL

Die meisten Gelenke sind in einer geschlossenen Membran aus straffem Kollagengewebe untergebracht (Synovialmembran). An der Innenseite dieser Membran sitzen Gelenkflüssigkeit produzierende Zellen (Synoviozyten). Die Gelenkkapsel ist sehr gut mit Nerven und Blutgefäßen versorgt. Sie ist auch mit elastischen Kollagenfasern ausgestattet, die bei Stößen die Ausdehnung der Gelenkflüssigkeit federnd abfangen. Zahlreiche Bänder verbinden die Gelenkkapsel mit zugehörigen Knochen und Muskeln. Die Membran – bzw. die dort produzierte Flüssigkeit – übernimmt die Ernährung der Knorpelzellen.

GLEITMITTEL: FLÜSSIGKEIT

Gelenkflüssigkeit (Synovia) stellt die Ernährung des Gelenkknorpels sicher und fungiert als „Schmiermittel" für reibungsloses Gleiten der am Gelenk beteiligten Knochen. Flüssigkeit schmiert sowohl Knorpel gegen Knorpel als auch Knorpel gegen Flüssigkeit. Veränderungen der Zusammensetzung der Gelenkflüssigkeit können die Gleitfähigkeit der Knochen beeinträchtigen und Knorpelschäden verursachen.

In Gelenken finden sich nur sehr geringe Mengen Flüssigkeit: 0,13 bis 3,5 Milliliter, im Durchschnitt 1,1 Milliliter. Gelenkflüssigkeit ist ähnlich zusammengesetzt wie Blutplasma, enthält aber mehr Hyaluronsäure (2–4 mg/dl). Der Anteil an Hyaluronsäure bestimmt, wie zähflüssig Gelenkflüssigkeit ist. Hyaluronsäure ist das Gleitmittel schlechthin für Gelenkoberflächen. Sie kann wegen der beachtlichen Molekülgröße die Gelenkkapsel nicht verlassen.

Das perfekte Bewegungsmuster von Gelenken ist so ausgelegt, dass sich die Gelenkflächen niemals berühren. Bei Druckeinwirkung „schwitzt" der Knorpel Flüssigkeit aus, bei Entlastung wird Flüssigkeit wieder zurück in den Knorpel gezogen. Dieses Wechselspiel von Druck und Entlastung in der mit Flüssigkeit gefüllten Kapsel sorgt für reibungslose Beweglichkeit und die Ernährung der Knorpelschicht. Im schmalen Gelenkspalt befindet sich immer Flüssigkeit.

HILFSMOTOR: BÄNDER UND MUSKELN

Gelenke sind raffinierte biomechanische Konstruktionen, die uns zu erstaunlichen Bewegungen befähigen. Bänder und Kapseln formen die Führungs- und Begrenzungsstrukturen für die jeweils nötige Beweglichkeit. In manchen Gelenken sind zusätzlich scheibenförmige Faserknorpel vorhanden, z. B. Menisken im Kniegelenk. Muskeln sind der stärkste Belastungsfaktor für Gelenke. Normalerweise sind die auf ein Gelenk einwirkenden Kräfte und Gegenkräfte der beteiligten Muskeln ausbalanciert. Nerven verbinden Kapsel, Bänder und Muskeln mit dem zentralen Nervensystem und sorgen dafür, dass alle Komponenten optimal auf die Anforderungen abgestimmt funktionieren.

MECHANIK: KUGELN UND SCHARNIERE

Gelenke sind Wunderwerke der biologischen Evolution. Jedes Gelenk ist anders konstruiert und ermöglicht bestimmte Bewegungsabläufe. Gelenke sind lebenslang in Bewegung und damit auch gewissen Verschleißerscheinungen unterworfen. In der Regel kann der Körper Knorpelveränderungen problemlos bewältigen. Wir bemerken es nicht einmal. In manchen Fällen kommt es durch Abnutzung aber zur schmerzhaften Arthrose.

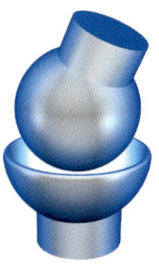
Kugelgelenk

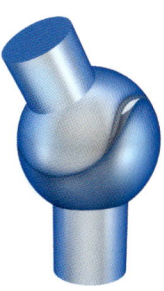
Scharniergelenk

Bewegliche Teile

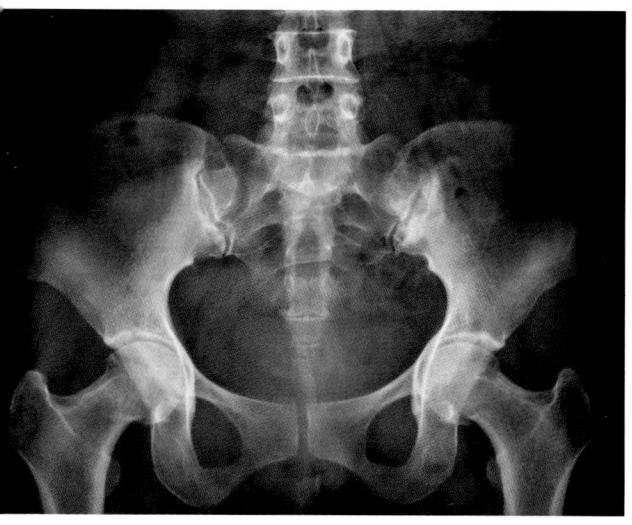

Hüfte

Das Hüftgelenk ist das zweitgrößte Gelenk des Körpers. Der Oberschenkelknochen und das Becken sind die knöchernen Bestandteile. Der Hüftkopf des Oberschenkelknochens ist kugelförmig und befindet sich größtenteils in der passenden Gelenkpfanne des Beckens. Zahlreiche Bänder und Muskeln stabilisieren die Bewegungen: beugen, strecken, abspreizen, heranführen, auswärts und einwärts drehen. Das Hüftgelenk trägt tagaus tagein das gesamte Gewicht des Oberkörpers. Bei weit fortgeschrittener Arthrose kann ein künstliches Hüftgelenk eingesetzt werden.

Knie

Das Kniegelenk ist ein Scharniergelenk und das größte Gelenk des Körpers. Es muss fast das ganze Gewicht tragen – jedes Kilo mehr belastet das Kniegelenk. Die beweglichen Teile sind der Oberschenkelknochen, das Schienbein und die Kniescheibe. Es handelt sich um ein zusammengesetztes Gelenk: Kniescheiben- plus Kniekehlgelenk. Beim in Ruhe stehenden Menschen lasten 70 Kilogramm auf dem Knie. Beim Hochsprung kann die Belastung kurzfristig siebenfach höher sein. Ist die Arthrose weit fortgeschritten, kann ein künstliches Kniegelenk eingesetzt werden.

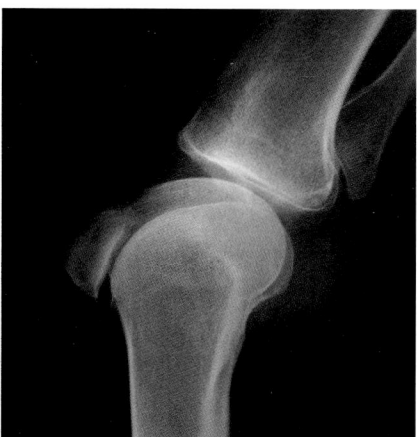

Hand und Finger

Das Handgelenk ist aus zahlreichen Teilgelenken zusammengesetzt, die bei verschiedenen Bewegungen kooperieren: beugen, strecken, abspreizen. Fingergelenke sind die Gelenke zwischen den einzelnen Fingergliedern. Von besonderer Bedeutung ist das Daumengrundgelenk (ein Sattelgelenk), das häufiger von Arthrose betroffen ist (Rhizarthrose). Der Daumen ist ohne Zweifel ein Bewegungswunder, was die Entwicklung erstaunlicher menschlicher Fähigkeiten ermöglichte: vom Smartphone-Surfen bis zum virtuosen Geigenspiel. Auch Fingermittelgelenke fallen der Arthrose häufig zum Opfer.

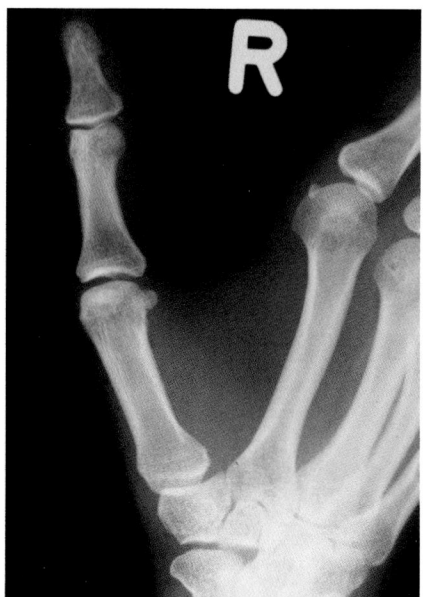

Mechanik: Kugeln und Scharniere

Ellbogen

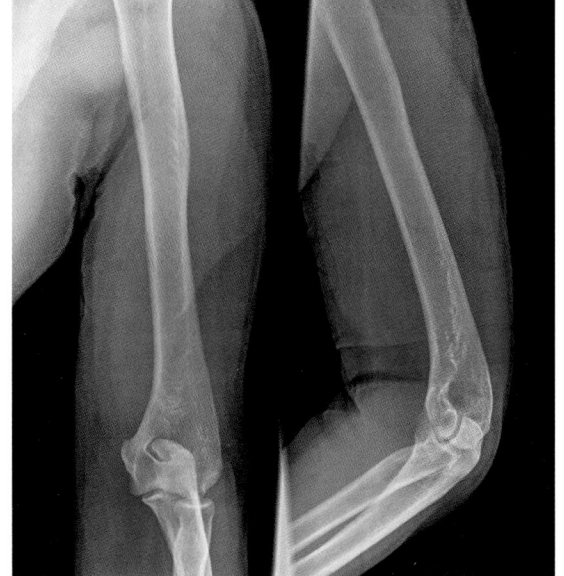

Das Ellbogengelenk ist ein Scharniergelenk, das die Beugung und Streckung des Arms sowie Drehbewegungen der Hand ermöglicht. Es besteht aus drei Teilgelenken, die sich in einer gemeinsamen Gelenkkapsel befinden. Oberarmknochen, Elle und Speiche sind die beweglichen Teile. Mechanische Belastungen werden zusätzlich von einem Schleimbeutel abgefedert. Monotone und falsche Belastung können beispielsweise den „Tennis-" oder „Golferellbogen", Entzündungen (Arthritis) oder Knorpelschäden (Arthrose) verursachen.

Schultergelenk

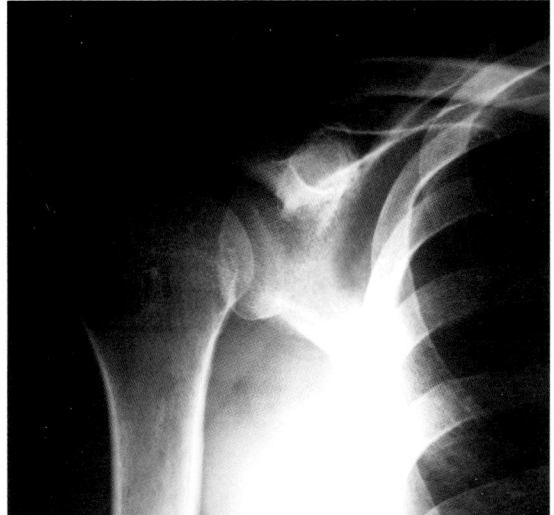

Das Schultergelenk ist das beweglichste Kugelgelenk des Körpers. Der kugelförmige Oberarmkopf wird durch dicke Muskelpakete in der Gelenkpfanne des Schulterblatts gehalten. Darüber hinaus gibt es drei Schleimbeutel, die den enormen Bewegungsradius im Gelenk absichern. Von allen Gelenken kugelt das Schultergelenk am leichtesten aus.
Bei weit fortgeschrittener Arthrose kann ein künstliches Schultergelenk eingesetzt werden.

Sprunggelenk

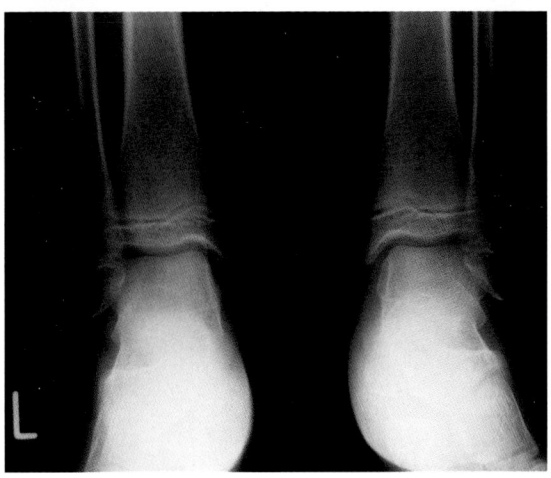

Das Sprunggelenk verbindet den Unterschenkel mit dem Fuß. Es gibt ein oberes (Scharniergelenk) und unteres Sprunggelenk, die zusammen als Zylindergelenk funktionieren. Das Sprunggelenk muss hohe Belastungen aushalten. Das Körpergewicht lastet letztendlich auf den Füßen. Das Gelenk ist häufig von Sportverletzungen betroffen, die Ausgangspunkt einer Arthrose sein können.

Bewegliche Teile

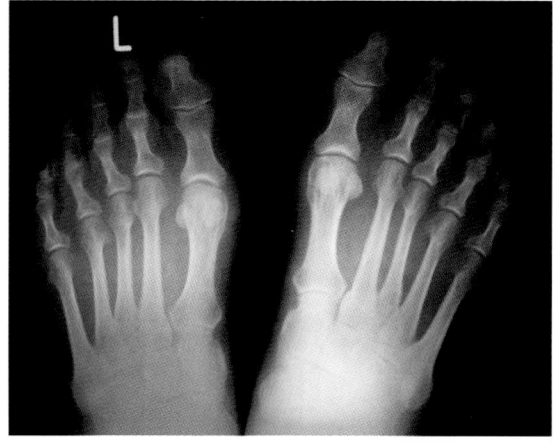

Großzehen(grund)gelenk

Das Zehengrundgelenk ist ein Scharniergelenk. Es ist bevorzugt von Arthritis bei Gicht betroffen, wenn im Gelenkbereich Harnsäurekristalle auftauchen. Die bekannteste Fehlstellung der Großzehe ist der „Ballenzeh" (Hallux valgus), der durch schwaches Bindegewebe, schlecht passende Schuhe, Übergewicht oder langes Stehen entstehen kann. Meistens entwickelt sich der Ballenzeh bei vorbestehendem Spreizfuß.

Wirbelsäulengelenke

Die Wirbelsäule setzt sich aus 32 minimal beweglichen Wirbelkörpern zusammen. Dazwischen befinden sich die Zwischenwirbelscheiben („Bandscheiben"), die Gewichtsbelastungen und Stauchungen auffangen (Stoßdämpfung). Die Wirbelkörper haben nach hinten gerichtete Wirbelbögen, die die jeweiligen Wirbelbogengelenke bilden.
Verfestigen sich Knorpelkomponenten und Zwischenwirbelscheiben, wird die Wirbelsäule zunehmend steifer – im höheren Lebensalter nicht ungewöhnlich. Wirbelbogengelenke können bei einem Schleudertrauma mitbetroffen sein.
- Knorpelschwund und Verknöcherung an den Wirbelbogengelenken wird als Spondylarthrose bezeichnet.
- Beschwerden durch chronisch gereizte, schmerzhafte Wirbelbogengelenke nennt man Facettensyndrom.

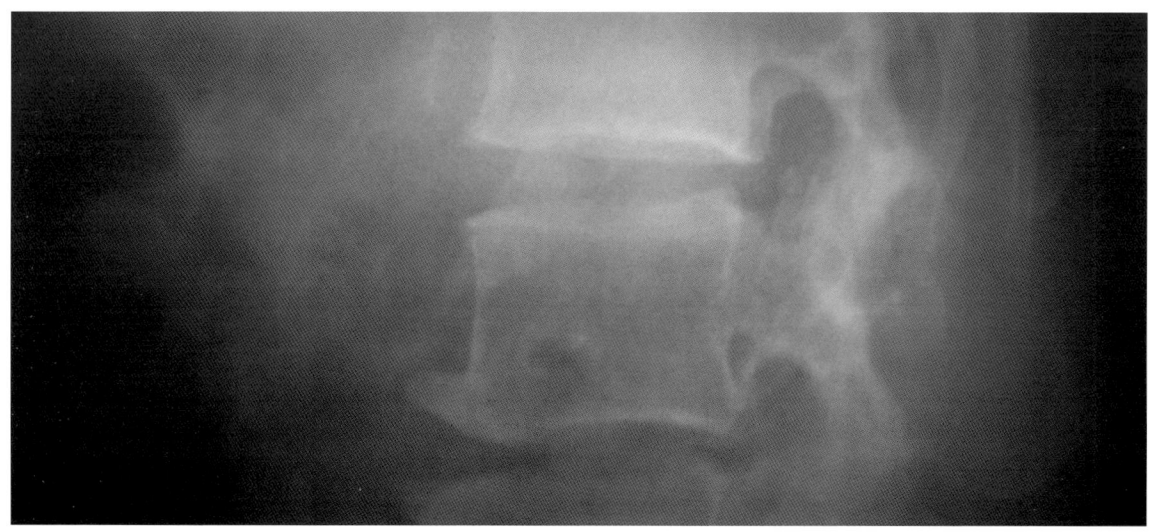

BROKKOLI-SOJASPROSSEN-SUPPE

Zutaten für zwei Personen:
250 g Brokkoli
2 Schalotten
1 Knoblauchzehe
4 EL Olivenöl
1 l Gemüsebrühe
1 Handvoll Sojasprossen
Meersalz
Pfeffer

Zubereitung:
Brokkoli waschen und zerkleinern – auch den Strunk verwenden. Schalotten und Knoblauch schälen, dann hacken. Etwas Olivenöl im Topf erhitzen und das Gemüse darin andünsten. Das Ganze mit Gemüsebrühe ablöschen. Etwa 20 Minuten weich garen. Inzwischen die Sojasprossen waschen und abtropfen lassen.
Das Gemüse mit dem Stabmixer fein pürieren, die Suppe mit Salz und Pfeffer abschmecken, in Schüsseln gießen und mit den Sprossen garnieren.

Tipp: Die Suppe schmeckt mit Sojasahne noch besser.

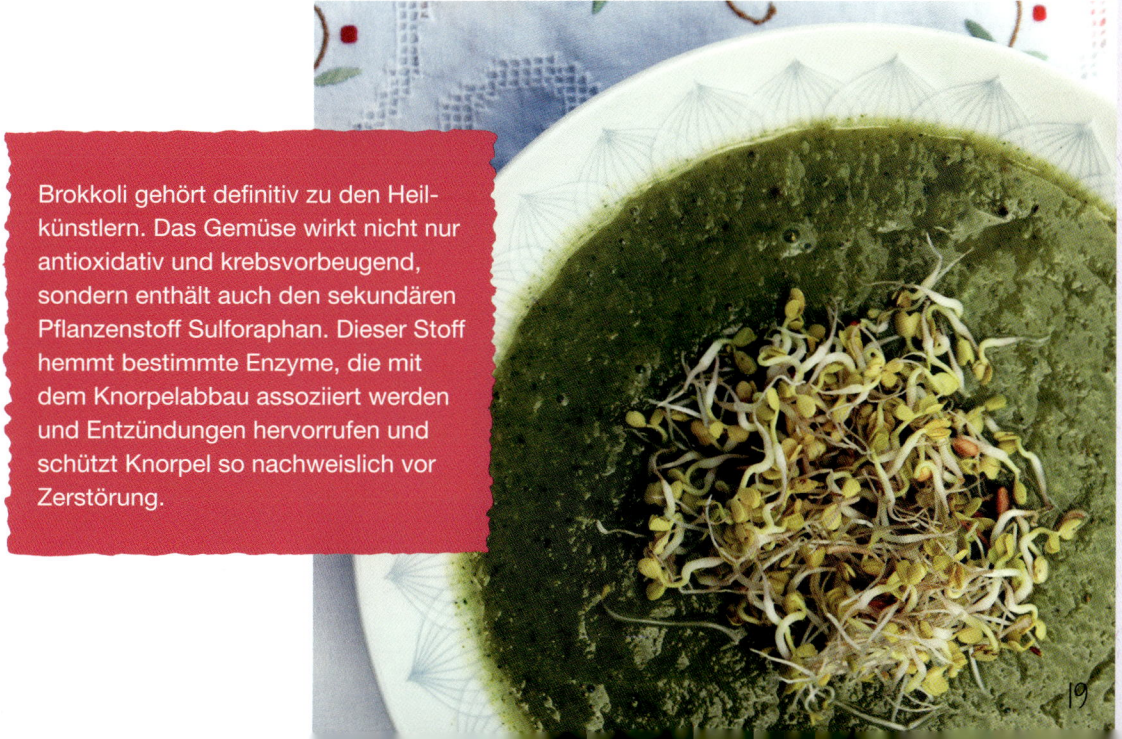

Brokkoli gehört definitiv zu den Heilkünstlern. Das Gemüse wirkt nicht nur antioxidativ und krebsvorbeugend, sondern enthält auch den sekundären Pflanzenstoff Sulforaphan. Dieser Stoff hemmt bestimmte Enzyme, die mit dem Knorpelabbau assoziiert werden und Entzündungen hervorrufen und schützt Knorpel so nachweislich vor Zerstörung.

KALMAR-TINTENBEUTEL

Zutaten für zwei Personen:
1 Schalotte
1 Knoblauchzehe
2 EL Olivenöl
2 Scheiben Vollkorntoast
½ Bund Minze
Abrieb von 1 unbehandelten Limette
1 Ei
Salz
Pfeffer
6 kleine küchenfertige Tintenfischbeutel

Zubereitung:
Schalotte und Knoblauch schälen und fein hacken. Beides in Olivenöl glasig dünsten. Den Vollkorntoast in kleine Würfel schneiden (eventuell vorher die Rinde entfernen).
Die Minze waschen, trocken schütteln, die Blätter abzupfen und grob zerkleinern. Alle bisherigen Zutaten mit dem Limettenabrieb und dem Ei in einer großen Schüssel gut durchkneten, bis eine homogene Füllmasse entsteht. Mit Salz und Pfeffer abschmecken.
Die Tintenbeutel innen und außen gut im Wasserstrahl reinigen und trocken tupfen. Die Füllung behutsam mit einem Teelöffel in die Beutel einbringen – mit dem Löffelstiel oder dem Finger immer wieder Füllung nachschieben. Damit die Füllung in den Beuteln bleibt, die Öffnungen am Ende mit einem Zahnstocher verschließen. Mit Salz und Pfeffer würzen.
Eine Aluschale mit etwas Olivenöl bestreichen, den Tintenfisch hineinlegen und je nach Größe 12 bis 15 Minuten grillen – ab und zu wenden.

Tipp: Wer große Fische bevorzugt, sollte sie vor dem Braten oder Grillen unbedingt vorkochen: in Wasser mit Essig oder Salz oder in Weißwein mit Lorbeerblättern. Kleinere Tintenbeutel sind meist zarter als größere.

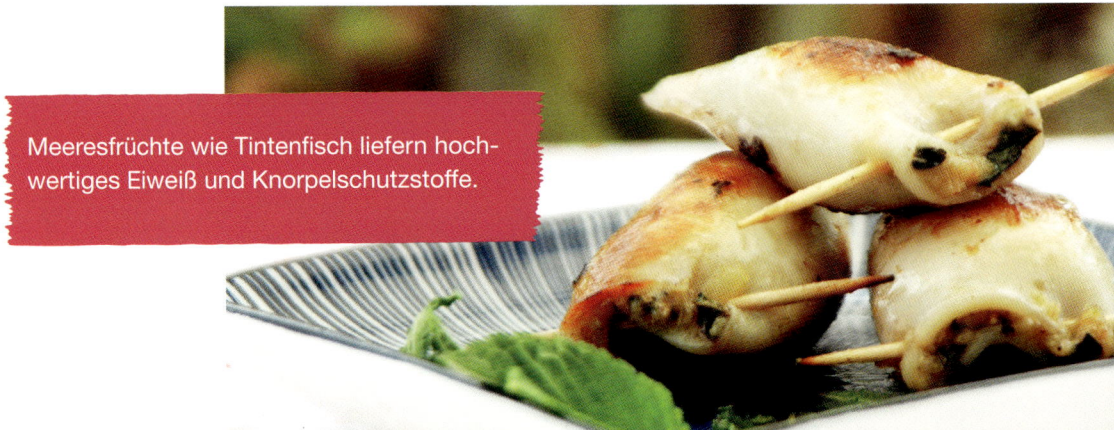

Meeresfrüchte wie Tintenfisch liefern hochwertiges Eiweiß und Knorpelschutzstoffe.

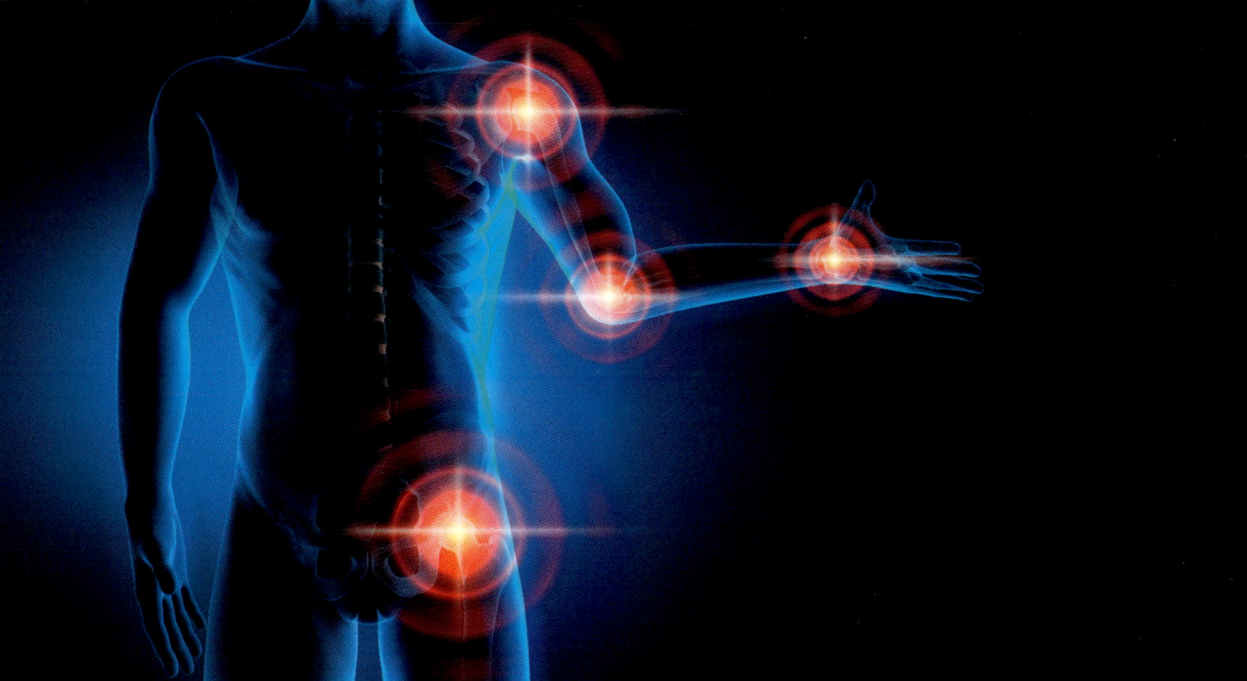

WAS IST ARTHROSE?

Arthrose ist eine degenerative Erkrankung des Gelenks, die zum stetig zunehmenden Verlust von Knorpel führt: Knorpelschwund. Am Ende steht der Totalverlust des Knorpels und seiner stoßdämpfenden Eigenschaften. Im Gelenk trifft dann Knochen auf Knochen. Wie Arthrose entsteht, ist unklar. Es gibt viele Faktoren, die dazu beitragen. Frage beantwortet?

Arthrosefaktoren

System
- Alter
- Geschlecht
- Gene
- Ernährung
- Knochendichte
- Stoffwechselfaktoren
- Hormone
- Infektionen
- Entzündung

Mechanik
- Übergewicht
- Überlastung des Bewegungsapparats
- Bindegewebsschwäche
- Gelenkinstabilität
- Missbildungen
- körperliche Bewegung
- Bewegungsmangel
- monotone Bewegungen
- Muskelschwäche

Stoffwechsel
- Diabetes Typ 2
- Nebenschilddrüsenstörung
- Schilddrüsenüber-/unterfunktion
- Hohe Stresshormonwerte

Was ist Arthrose?

URSACHEN ODER FAKTOREN

Was Arthrose genau ist und wie sie entsteht, ist nach wie vor unbekannt. Der Zerstörungsprozess am Gelenkknorpel ist von vielen Faktoren abhängig. Wahrscheinlich wird Arthrose immer durch mehrere Faktoren verursacht.

- Arthrose betrifft jedes Lebensalter, junge Erwachsene genauso wie Senioren. Sie soll im fortgeschrittenen Alter durch Veränderungen des Gelenkknorpels und geringere mechanische Belastbarkeit verursacht werden.
- Frauen sind häufiger betroffen. Welche Rolle Östrogene für die Entstehung einer Arthrose spielen, ist unklar. Klar ist, dass durch den Hormonumbruch nach den Wechseljahren das Risiko ansteigt.
- Übergewicht gilt als starker Arthrosefaktor – vor allem für das Kniegelenk. Dennoch sind viele Fragen offen, was den Zusammenhang von Gewichtsbelastung und Arthrose angeht.
- Hohe Knochendichte könnte ein Risikofaktor für Arthrose sein. Andererseits scheint eine hohe Knochendichte den Verlauf der Arthrose günstig zu beeinflussen. Ob es eine Beziehung zwischen Knochendichte und Arthrose gibt, ist unklar.
- Wer gut mit Vitalstoffen versorgt ist, beugt Arthrose vor. Vitalstoffmangel erhöht das Risiko von Gelenkproblemen.
- Über die Auswirkungen von Muskelschwäche auf Gelenke wird gestritten. Man hat sowohl schützende als auch schädliche Effekte von Muskelaktivität auf Gelenke beobachtet.
- Nach Verletzungen und bei Missbildungen kann es zu mechanischen Fehlbelastungen im Gelenk kommen, was Arthrose Vorschub leistet.
- Werden Knorpelzellen (Chondrozyten) geschädigt, werden Entzündungsstoffe (z. B. Enzyme) aktiviert – ein Arthrosefaktor.
- Es gibt erbliche Arthrosefaktoren (Gene). Man hat beispielsweise herausgefunden, dass DNA-Methylierungen für die Knorpelgesundheit sehr wichtig sind. Ein Defizit (Hypomethylierung) begünstigt Knorpelschwund – z. B. bei Vitamin-B-Mangel.

gesundes Gelenk

Knochen
Gelenkkapsel
Synovialmembran
Knorpel
Gelenkhöhle mit Gelenkflüssigkeit

Arthrose

VERÄNDERUNGEN IM GELENK

Arthrose entsteht durch verminderte Leistungsfähigkeit des Knorpels oder durch erhöhte mechanische Belastung des Gelenks. Anfangs findet man eine Knorpelerweichung und Einrisse auf der Knorpeloberfläche (Fibrillationen).
Die Oberfläche wird dünner und durchlässiger. Die Kollagenvernetzung lockert auf.
Die Knorpelzellen verändern ihren Stoffwechsel und produzieren vermehrt Stoffe (Kollagen, Proteoglykane), die zu Fehlreparaturen führen. Die Entzündungsneigung nimmt zu.
Es kommt zu fibrös-knöchernen Auswüchsen (Osteophyten). Die Knorpelrundung geht verloren. Der Knorpel fragmentiert, Bruchstücke lösen sich ab. Knorpelreste („Geröll") „schwimmen" in der Gelenkflüssigkeit und sammeln sich schließlich in kleinen Hohlräumen (Geröllzysten).

Die am Ende knorpelfreien Gelenkoberflächen glätten sich und bekommen eine elfenbeinartige Härte (Eburnisation). Aber selbst im Stadium der „Knochenglatze" muss es nicht zwangsläufig zu schmerzhaften Problemen kommen!

- Unter dem Mikroskop sieht man sowohl Verletzungen als auch Reparaturen an Knochen und Knorpel. Es entstehen Knorpelzelleninseln in der Matrix. Ist der Knorpel komplett verschwunden, zeigt der nun freigelegte subchondrale Knochen eine Neigung zur Verknöcherung.
- Die wichtigsten Merkmale der Arthrose im Röntgenbild sind die Verschmälerung des Gelenkspalts, subchondrale Verknöcherung, Osteophytenwucherung in Randbereichen des Gelenks sowie Geröllzysten.

Arthrosestadien: degenerativer Knorpelschwund

Stadium	Form-/Struktur-Veränderungen	im Röntgenbild
I	• schwammige Knorpelkonsistenz • samtartige Knorpelaufweichung • Knorpelausdünnung	• Verschmälerung des Gelenkspalts
II	• sternförmige lineare Knorpeleinrisse • Knorpelauffaserung/-abschuppung • Knorpel-/Knochentrümmer (Geröll)	• Verknöcherung von subchondralem Knochen
III	• Knorpelfragmentierung/-defekte • stark verringerte Knorpeldicke • knöcherne Randwülste (Osteophyten)	• Osteophytenwucherung in Randbereichen des Gelenks
IV	• kompletter Knorpelverlust auf Gelenkflächen („Knochenglatze")	• Bildung von Geröllzysten

Was ist Arthrose?

EIN SCHLEICHENDER PROZESS

Arthrose kann jahrelang beschwerdefrei bzw. unbemerkt verlaufen. Möglicherweise treten gelegentlich flüchtige, lokal begrenzte Gelenkschmerzen auf. Bewegungseinschränkungen sind möglich. Sind im Röntgenbild arthrotische Gelenkveränderungen zu sehen, heißt das nicht, dass der Betroffene an Beschwerden leiden muss. Auch weit fortgeschrittene, röntgenologisch nachgewiesene Arthrosen können schmerzfrei bleiben.

Geht der Krankheitsprozess weiter, steigt die Wahrscheinlichkeit, dass Symptome auftreten: Anlauf- und belastungsabhängiger Schmerz, Gelenkschwellung, Erguss, Bewegungseinschränkung, Belastungsschwäche, Wetterfühligkeit. Im fortgeschrittenen Stadium kann es zu permanenten Funktionseinbußen im Gelenk und zum Dauerschmerz kommen. Schonverhalten begünstigt die Entwicklung von Muskelschwäche. Im Endstadium kann das Gelenk komplett versteifen.

EINE VOLKSKRANKHEIT

Arthrose gilt als häufigste chronische Gelenkerkrankung. In Industriestaaten wird dies vor allem auf die ansteigende Lebenserwartung und die Zunahme des Anteils von Übergewichtigen bezogen.

- Jeder dritte Erwachsene im Alter von 45–64 Jahren (WHO 2003) sowie 60 Prozent der Männer und 70 Prozent der Frauen über 65 Jahre (2005) sollen von Arthrose betroffen sein.
- Nur 10–20 Prozent derjenigen mit röntgenologisch nachgewiesener Arthrose leiden an Gelenkbeschwerden!
- In den USA stieg die Anzahl der Menschen mit arthrotischen Veränderungen innerhalb von 10 Jahren um 6 Millionen an (2008) – Tendenz: weiter steigend.
- Das Lebenszeitrisiko, an einer Kniearthrose mit Beschwerden zu erkranken, beträgt für Männer 40 Prozent und für Frauen 47 Prozent (2008) – fast jeder Zweite.

Am häufigsten sind das Hüftgelenk, das Kniegelenk, das Schultergelenk, das Ellbogengelenk und die Hand-/Daumengrundgelenke von Arthrose betroffen. Abertausende werden in Deutschland jährlich mit künstlichen Gelenken (Endoprothesen) versorgt. Spitzenreiter sind Hüft- und Kniegelenksprothesen.

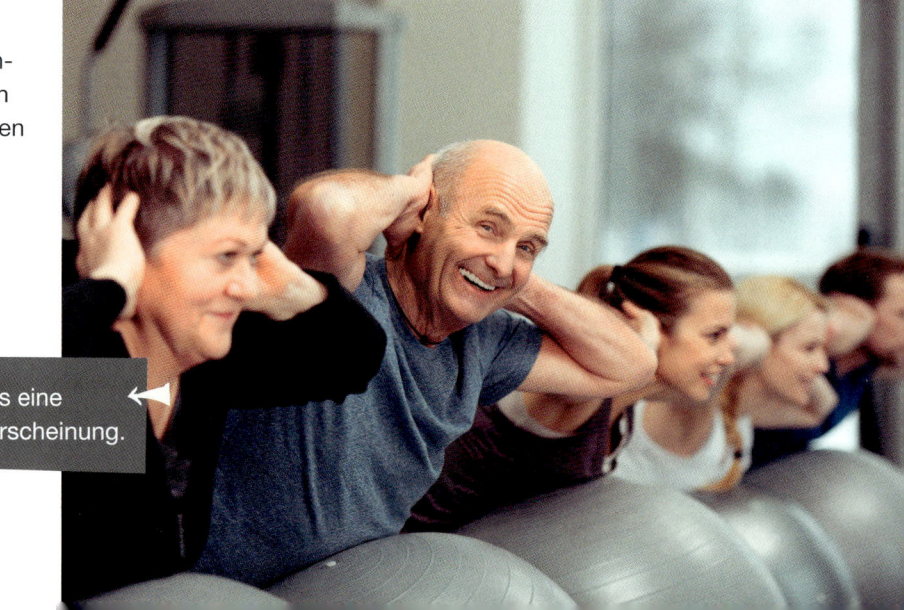

Arthrose ist keineswegs eine unvermeidliche Alterserscheinung.

KEINE FRAGE DES ALTERS

In der Öffentlichkeit und bei vielen Ärzten hält sich hartnäckig das Gerücht, Arthrose sei im höheren Lebensalter unvermeidlich. Wenn solche Gelenkprobleme auftauchen, könne man wenig oder nichts dagegen tun. Beides falsch!
Ältere Studien stellten fest, dass etwa 90 Prozent der über 70-Jährigen Arthrose haben – aber höchstens die Hälfte davon hatte Probleme damit. Neuere Studien belegen, dass nur etwa jeder zehnte ältere Mensch an Gelenkbeschwerden leidet. Arthrose ist demnach keineswegs eine „normale Alterserscheinung". Zudem gibt es im mittleren Lebensalter viele Optionen, um Arthrose im späteren Leben vorzubeugen. Je älter Sie werden, desto höher ist Ihr Risiko.

ARTHROSE ODER ARTHRITIS

Beide Erkrankungen verursachen schmerzhafte Gelenkbeschwerden. Der größte Unterschied ist die Art der Schmerzen. Hier die wichtigsten Merkmale:
- Für Arthrose sind der sogenannte „Anlaufschmerz" (setzt bei Bewegung ein) und belastungsabhängige Schmerzen typisch. Bei Arthritis schmerzt das Gelenk mehr oder weniger dauernd.
- Gelenkschwellung kommt bei Arthrose seltener, bei Arthritis häufiger vor.
- Gelenksteifigkeit hält bei Arthrose nur kurz, bei Arthritis länger an.
- Weitere Symptome können bei Arthritis hinzukommen: Fiebrigkeit, Krankheitsgefühl, Erschöpfung, Entzündungszeichen. Solche Beschwerden fehlen bei Arthrose meistens.

Es gibt zahlreiche Erkrankungen, die mit Gelenkschmerzen verbunden sind. Dazu zählen Autoimmunerkrankungen (z. B. rheumatoide Arthritis, Schuppenflechte), die Stoffwechselerkrankung Gicht (zu viel Harnsäure im Blut), Kompressionssyndrome der Wirbelsäule, Osteoporose oder die Schmerzkrankheit Fibromyalgie. Alle genannten Erkrankungen sind vom Arzt relativ leicht zu erkennen.
Für Arthrose und die meisten Erkrankungen mit Gelenkproblemen gilt: Bewegung und die optimale Vitalstoffversorgung sind sowohl vorbeugend als auch zur Behandlung sehr gut wirksam.

Diagnose: Arthrose oder Arthritis?

Arthrose
- Schmerzen verstärken sich bei Bewegung oder unter Belastung.
- Nach Ruhephasen kommt es bei Bewegungen kurzfristig zum Anlaufschmerz.
- Anlaufschmerz, kann unter Belastung je nach Schweregrad der Arthrose zunehmen.
- Tagsüber nehmen die Schmerzen zu, abends verstärken sie sich.
- Keine oder gering ausgeprägte Gelenkschwellung
- Gelenksteifigkeit hält kürzer als 15 Minuten an.
- Keine Allgemeinbeschwerden

Arthritis/Rheuma
- Schmerzen vor allem in Ruhephasen, können sich unter Belastung auch verstärken.
- Bewegung lindert Schmerzen.
- Anhaltende Schmerzen
- Schmerzen vor allem morgens oder nachts
- Stark ausgeprägte, schmerzhafte Gelenkschwellung
- Gelenksteifigkeit hält länger als 15–30 Minuten an.
- Fiebrigkeit, Müdigkeit, Erschöpfung

Was ist Arthrose?

Es gibt typische Merkmale, die für eine Arthritis oder für Arthrose sprechen – vor allem die Art der Schmerzen.

Wie hoch ist Ihr Arthroserisiko?

Das Risiko, im Laufe des Lebens an einer Arthrose zu erkranken, ist von vielen Faktoren abhängig. Mit einer Checkliste können Sie Ihr individuelles Risiko bestimmen. Diese Checkliste finden Sie hier:
- www.rheuma-liga.de/arthrose
- Jürgen Fischer: Das Arthrose-Stopp-Programm: Weniger Schmerzen – mehr Beweglichkeit. Trias, Stuttgart 2016

Zählen Sie alle Punkte zusammen und ermitteln Sie Ihre Risikogruppe: Addieren Sie die Ziffern aller mit Ja beantworteten Fragen. Daraus ergibt sich die Einordnung in eine Risikogruppe (I–IV).

Warnhinweis: Schmerzmittel

Was wird geschluckt? Aspirin, Coxibe, Ibuprofen, Diclofenac, Indometacin, Oxicame – kurz: nichtsteroidale Antirheumatika (NSAR/NSAID). Sie führen die Hitliste der am häufigsten verordneten Schmerzmittel an. Wie viel wird geschluckt? Pro Jahr sind es beispielsweise mehr als 400 Mio. Tagesdosierungen Ibuprofen! – die Nummer eins in Deutschland.

Offenbar sind die Risiken und Nebenwirkungen dieser Schmerzmittel nicht hinreichend bekannt

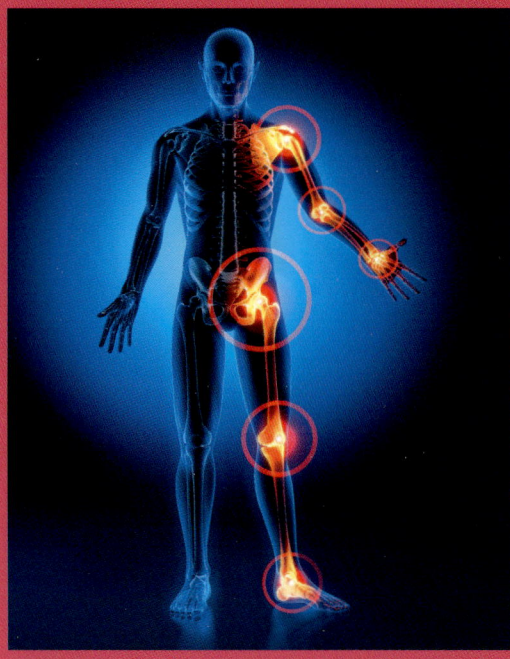

oder werden ignoriert. Das Risiko für Magen-Darm-Probleme unter NSAR steigt einhalb- bis siebenfach. Einer Studie zufolge bekommen drei (Celecoxib) bzw. sieben von 1000 (Ibuprofen, Naproxen) Arthritispatienten nach zwei Jahren schwere Magen-Darm-Probleme. Nicht zu vergessen, dass oft zusätzlich Magenschutz (Säurehemmer) und Herzschutz (Aspirin) nötig sind. Apropos Herz. Eine Studie fand heraus, dass Arthrosepatienten ein hohes Herz-Kreislauf-Risiko haben (EULAR 2018) – weil sie zu viel NSAR schlucken! Damit ist zu rechnen: Koronarerkrankung/Herzinfarkt (+23%), Herzschwäche (+17%), Arteriosklerose (+14%), Schlaganfall (+ 42%). Achten Sie auf Ihre Gesundheit! Nehmen Sie NSAR maximal drei Tage am Stück ein. Nicht länger!

Atiquzzaman M, Kopec J, Karim E, et al. The role of NSAIDS in the association between osteoarthritis and cardiovascular diseases: A population-based cohort study. EULAR 2018, Abstract OP0190

OFENSARDINEN

Zutaten für zwei Personen:

500 g küchenfertige Sardinen
Meersalz
Pfeffer
1 Scheibe Vollkorntoast
1 unbehandelte Zitrone
1 frische Knoblauchknolle
100 g Cocktailtomaten
5 Lorbeerblätter
1 EL Pfefferkörner
1 EL Butter
Olivenöl

Zubereitung:

Den Backofen auf 200 °C vorheizen. Die Sardinen waschen, trocken tupfen. Innen und außen mit Salz und Pfeffer würzen und auf ein mit Backpapier ausgelegtes Backblech legen. Das Vollkornbrot toasten, sehr fein würfeln und über die Sardinen streuen. Die Zitrone waschen, trocken reiben, in feine Scheiben schneiden und zum Fisch geben. Den Knoblauch mit einem Messer andrücken und auf dem Backblech verteilen. Die Cocktailtomaten waschen, trocken reiben, bei Bedarf halbieren und mit den Lorbeerblättern und Pfefferkörnern zu den übrigen Zutaten geben. Butterflocken auf dem Blech verteilen. Einen guten Schuss Olivenöl darüberträufeln und das Ganze etwa 20 Minuten im Ofen garen.

Tipp: Nehmen Sie frischen Knoblauch. Er gibt dem Gericht eine ganz besondere Geschmacksnote.

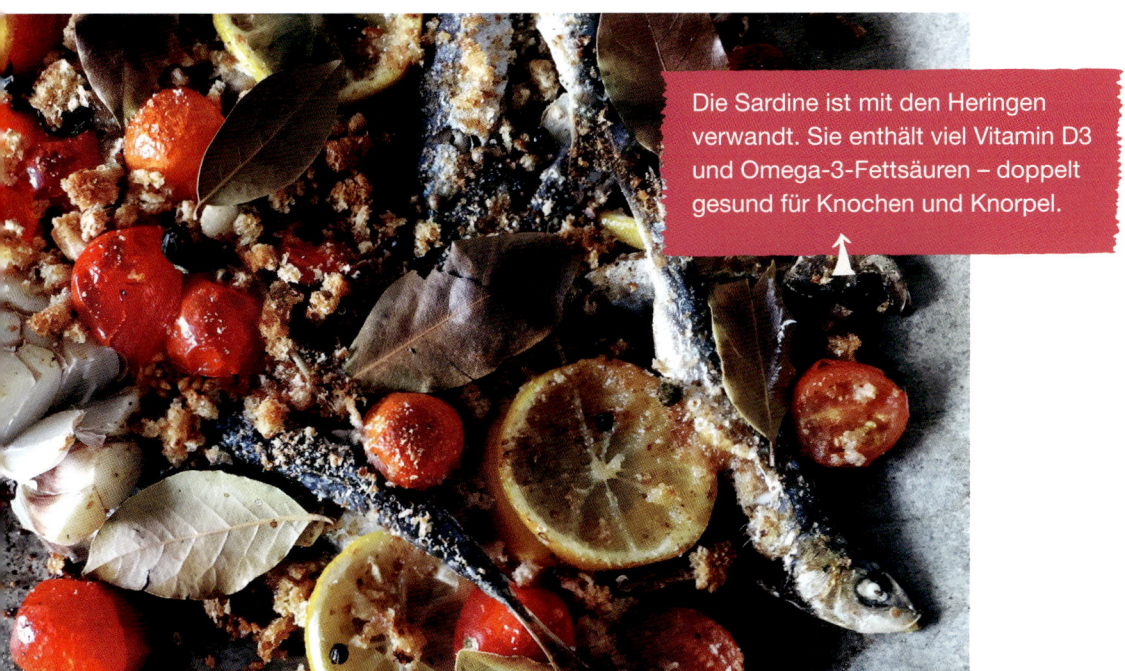

Die Sardine ist mit den Heringen verwandt. Sie enthält viel Vitamin D3 und Omega-3-Fettsäuren – doppelt gesund für Knochen und Knorpel.

MANGOLD-MÖHREN-RÖSTI MIT WACHTELEI

Zutaten für zwei Personen:
2 Möhren
2 große Blätter Mangold
1 Ei
2 EL Dinkelmehl
Meersalz
Pfeffer
Rapsöl
2 Wachteleier

Zubereitung:
Die Möhren schälen, waschen und grob raspeln. Den Mangold waschen, putzen und in breite Streifen schneiden. Das Gemüse in eine Schüssel geben, mit dem Hühnerei und dem Mehl vermengen. Mit Salz und Pfeffer würzen. Etwas Rapsöl in einer Pfanne bei mittlerer Temperatur erhitzen. Aus der Gemüsemischung Röstis formen und portionsweise anbraten, bis sie Farbe annehmen – jede Seite etwa 2 bis 3 Minuten.
In einer anderen Pfanne die Wachteleier aufschlagen und in heißem Öl kleine Spiegeleier daraus zaubern.

Tipp: Sie können auch ein wenig Zucchini in den Röstiteig mischen.

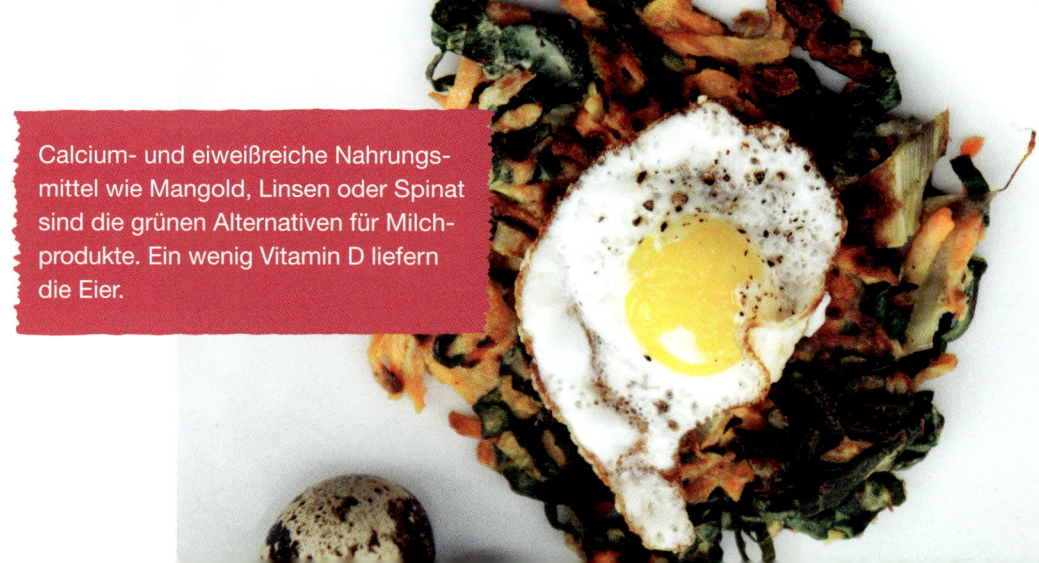

Calcium- und eiweißreiche Nahrungsmittel wie Mangold, Linsen oder Spinat sind die grünen Alternativen für Milchprodukte. Ein wenig Vitamin D liefern die Eier.

STRESSABBAU AM KNORPEL

Da weder bekannt ist, wie Arthrose genau entsteht, noch eine Heilung derselben möglich ist, ist Vorbeugung das Mittel der Wahl. Gelenke sind lebenslang in Betrieb und auf nachhaltige Funktionalität ausgelegt. Dennoch ist der Verschleiß von Gelenkknorpel unvermeidlich. Wer sich beizeiten um die Gesundheit seiner Knochen und Gelenke kümmert, hat gute Chancen, von Arthrose verschont zu bleiben.
Das aktuelle Anti-Arthrose-Programm: Bewegung plus gesunde Ernährung plus Supplementierung.

Die gute Nachricht: Sie haben viele Möglichkeiten, Knorpelstress vorzubeugen. Als beste Option gelten Bewegungsübungen, die Beschwerden lindern. Darüber hinaus sollten Sie die wohltuenden Wirkungen von gezieltem Stressabbau durch Konzentrations- und Entspannungsübungen nicht unterschätzen. Um Ihre Gelenke zu schützen und Knorpel zu regenerieren, achten Sie auf gesunde Ernährung und die gute Versorgung mit Vitaminen und Mineralstoffen. Functional Food und nahrungsergänzende Knorpelbaustoffe verbessern zusätzlich die Chance, dass Sie Gelenkprobleme bestens bewältigen.

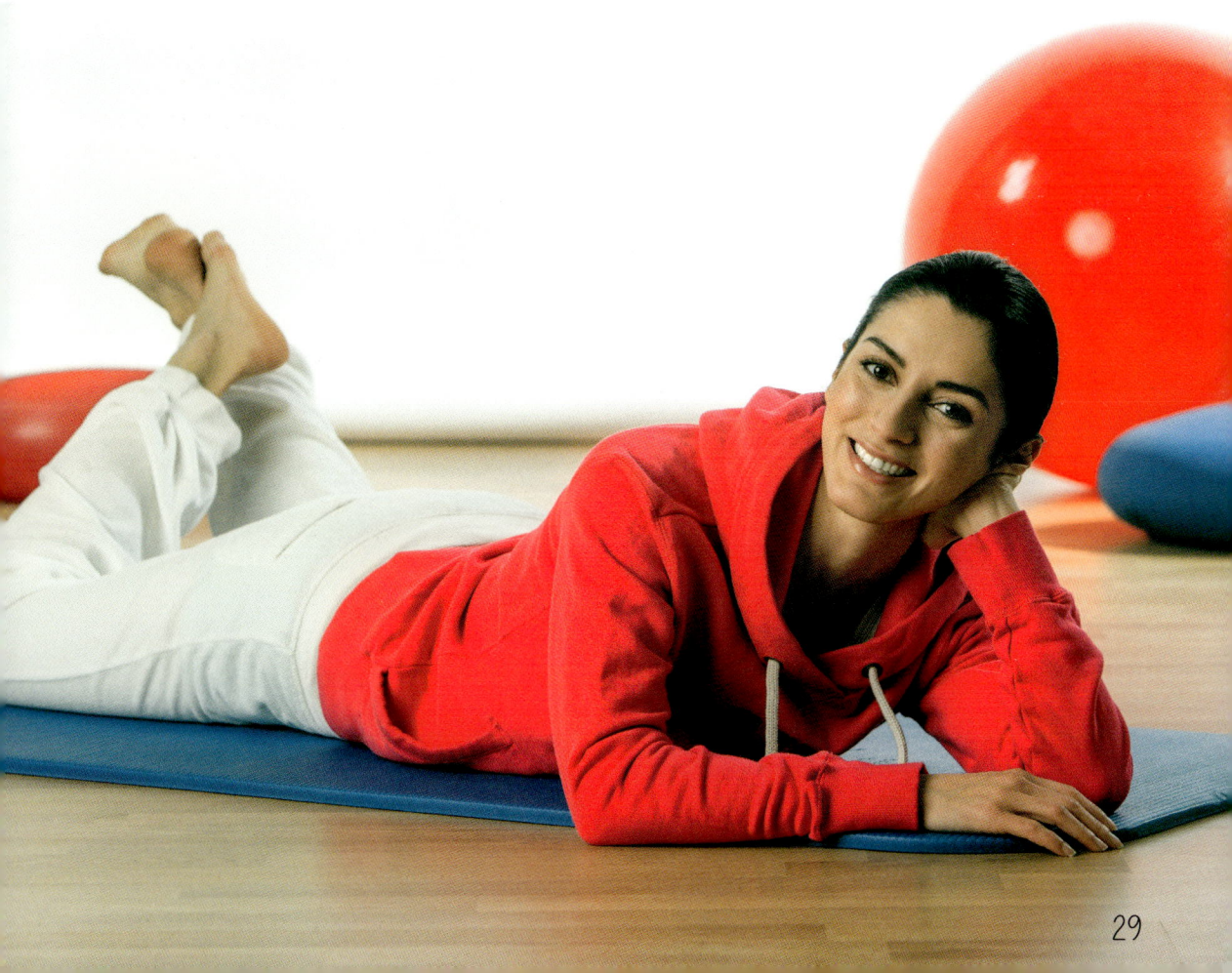

Stressabbau am Knorpel

BEWEGLICH BLEIBEN

Bewegungstraining unterstützt Sie dabei, Ihr Arthroserisiko zu senken. Sie können Übergewicht, Gelenkinstabilität und Muskelschwäche vorbeugen, Gelenksteifigkeit lindern, die Beweglichkeit verbessern und sich vor Stürzen schützen. Überflüssige Pfunde sind zudem ein Risikofaktor für Herz-Kreislauf-Erkrankungen und Stoffwechselstörungen. Bewegungsmangel und ungesunde Ernährung sind die Hauptübeltäter. Es lohnt sich also, immer in Bewegung zu bleiben.

Erwachsene erreichen im zweiten und dritten Lebensjahrzehnt die größtmögliche Muskelkraft. Ab dem 50. Lebensjahr geht es um 12 bis 15 Prozent pro Lebensjahrzehnt bergab. Nach dem 65. Lebensjahr beschleunigt sich der Kraftverlust noch. Ein starkes Argument dafür, nach dem Berufsleben mehr Zeit in regelmäßiges Training zu investieren.

- Bewegungsmangel schwächt die Muskelkraft und begünstigt Übergewicht. Gewichtszunahme ist bei älteren Menschen mit einem ansteigenden Risiko für Gelenkschmerzen assoziiert. Schätzungen zufolge erhöht sich das Arthroserisiko pro 5 Kilogramm Gewichtszunahme um 36 Prozent!
- Übergewicht belastet die Gelenke, kann zu Gelenkentzündung und Knorpelschäden führen. Übergewicht plus Bewegungsmangel im Verbund mit Verlusten von Muskelmasse und Muskelkraft gefährden die Gelenkstabilität, fördern degenerative Gelenkprobleme und erhöhen das Arthroserisiko. Am häufigsten sind die Knie- und Hüftgelenke betroffen.
- Hochleistungssport zählt auch zu den Risikofaktoren für Arthrose. Dies betrifft vor allem Freizeit- und Profisportler/-tänzer/-akrobaten beiderlei Geschlechts.

Konsequentes Bewegungstraining ist ein unverzichtbarer Bestandteil jeder Strategie zur erfolgreichen Vorbeugung und Behandlung von Arthrose.

Fit im Alltag

Betrachten Sie sich in Beruf und Freizeit als ständig bewegtes Wesen, für alle Herausforderungen bestmöglich gerüstet. Anpassung ist das Erfolgsrezept der Evolution. Wenn Sie einmal das Gefühl des Stillstands erleben, versetzen Sie sich in Bewegung. Das funktioniert auch im Bürostuhl und in der Warteschlange. Es gibt viele Möglichkeiten, mehr Schwung in Ihren Alltag zu bringen. Gehen Sie häufiger zu Fuß, fahren Sie mit dem Rad, benutzen Sie bewusst Treppen, sitzen oder stehen Sie dynamisch. Zu Fuß statt online einkaufen bringt Bewegung und Abwechslung. Sportliche Aktivität macht Spaß: Jogging, Nordic Walking, Laufen, Schwimmen, Fitnesstraining, Pilates oder Yoga – das kann jeder. Mit einem Wort: Werden Sie aktiv. Profitieren Sie von höhe-

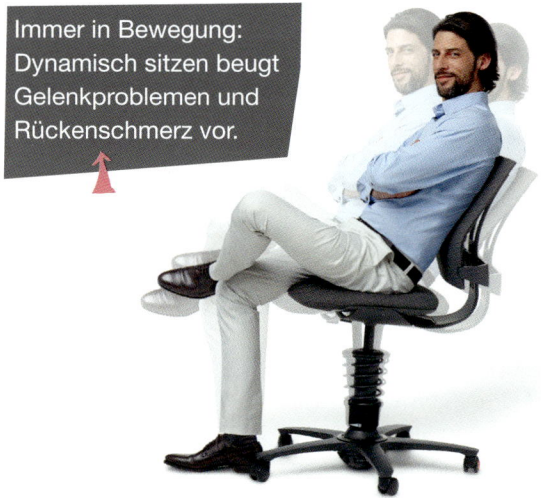

Immer in Bewegung: Dynamisch sitzen beugt Gelenkproblemen und Rückenschmerz vor.

rer Belastbarkeit, einem starken Immunsystem, tadelloser Körperhaltung und einer guten Figur – mehr Lebensqualität durch mehr Bewegung!

Beweglich bleiben

Trainierte Gelenke

Wer ein passendes Bewegungsprogramm in seinen Tagesablauf einbaut, beugt Übergewicht und Gelenkproblemen vor, verbessert die Muskelfitness und schützt sich wirksam vor Verletzungen.

- Erwachsene sollten mindestens 150 Minuten pro Woche ein mäßig intensives Bewegungstraining machen. Das beugt Gewichtszunahme vor und hält die Gelenke fit.
- Übergewichtige können mit 150 Minuten Bewegung pro Woche leichter abspecken.
- Wer merklich abnehmen will, sollte mindestens 200 Trainingsminuten pro Woche einplanen. Dies entspricht einem Kalorienverbrauch von ca. 2000 kcal pro Woche.
- Älteren Menschen wird mäßig intensives, aerobes Ausdauertraining empfohlen: mindestens 20 bis 30 Minuten pro Tag (dreimal pro Woche), bevorzugt Gehen/Laufen, Radfahren, Schwimmen oder Wassergymnastik. Wer mehr für seine Fitness tun will, trainiert häufiger und intensiver (75–150 Minuten pro Woche).
- Ältere Menschen sollten zusätzlich mindestens zweimal pro Woche ein Widerstands-/Krafttraining machen: mit Gewichten, Hanteln oder Krafttrainingsgeräten – oder beim Treppensteigen zu Hause.

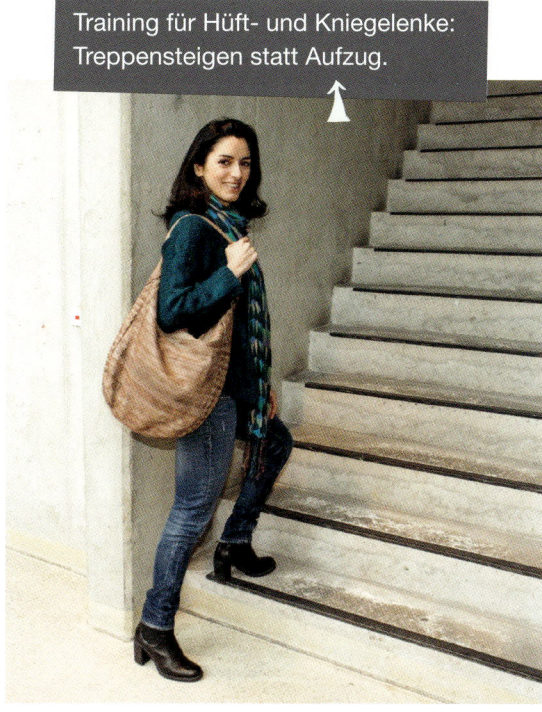

Training für Hüft- und Kniegelenke: Treppensteigen statt Aufzug.

- Grundsätzlich sollten Sie Ihr Training nicht übertreiben. Beim Krafttraining wird die Belastungsintensität nur behutsam erhöht. Vor allem bei Übergewicht ist Krafttraining sehr empfehlenswert und wirksam. Die gesamte körperliche Fitness profitiert davon.

Gelenkprobleme bekämpfen

Eingeschränkte Beweglichkeit, Steifigkeit, entzündliche Schwellungen, Schmerzen, Instabilität und Muskelschwäche sind die auffälligsten Beschwerden bei Arthrose. Studien zeigen, dass Bewegungstraining dabei hilft, das Körpergewicht zu stabilisieren, Muskelkraft und Beweglichkeit zu verbessern, die Gelenksteifigkeit günstig zu beeinflussen, sich vor Stürzen und Knochenbruch zu schützen und die Lebensqualität nachhaltig zu verbessern. Wenn Sie konsequent trainieren, können Sie drohenden Gelenkersatz verzögern oder ganz vermeiden. Das Bewegungstraining bekämpft die Symptome, ändert aber nichts an den Gelenk- und Knorpelschäden selbst. Schmerzen, Schwächegefühl, instabile Gelenke und Koordinationsprobleme sowie Erkrankungen begrenzen die Möglichkeiten des Trainings bei Arthrose. Es sollte deshalb auf Ihre körperliche Belastbarkeit abgestimmt sein. Sie beginnen mit leichter, langsam ansteigender Belastung, um Schmerzen oder andere Beschwerden in den Griff zu bekommen.

Stressabbau am Knorpel

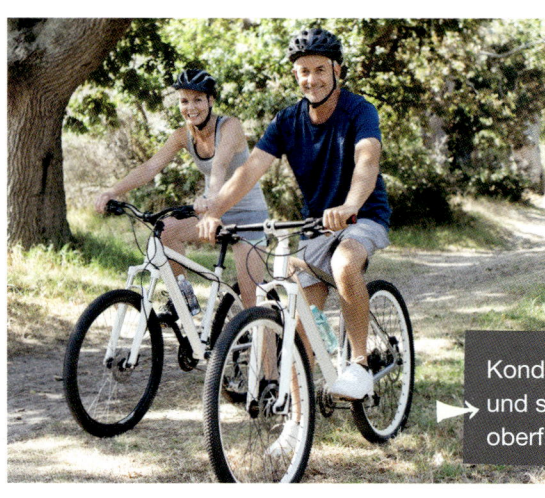

Wenn Sie wirklich Ihre Arthrosebeschwerden lindern möchten, müssen Sie konsequent trainieren. Nur dann werden Sie langfristig positive Veränderungen spüren, fit und beweglich bleiben. Suchen Sie sich eine Gruppe von Gleichgesinnten, dann haben Sie feste Trainingstermine – das macht mehr Spaß und Sie bleiben bei der Sache.

> Kondition mit Spaßfaktor: Radfahren „ölt" die Gelenke und sorgt für reibungslose Bewegungen auf Knorpeloberflächen.

Gut gerüstet!

- Achten Sie auf geeignete Kleidung und passende Schuhe. Laufschuhe, die regelmäßig benutzt werden, tragen auf. Checken Sie Ihr Schuhwerk nach einem Jahr. Besorgen Sie sich eine Yogamatte.
- Befolgen Sie genau die technischen Anweisungen, die zur korrekten Ausführung von Übungen gegeben werden.
- Bevor Sie loslegen, machen Sie 5 bis 10 Minuten Aufwärmtraining mit anschließender kurzer Erholungspause.
- Machen Sie am Ende jedes Trainings statische Dehnübungen. Das verbessert Ihre Flexibilität.
- Die Wasserflasche ist Ihr ständiger Begleiter: vor, während und nach dem Training sind Sie so immer mit Flüssigkeit versorgt.
- Achten Sie auf Schmerzen, während und nach dem Training. Schmerzen sind ein Hinweis darauf, die Trainingsintensität zu verringern … es darf aber gerne eine wenig „ziehen".

Kondition und Kraft

Bevor Sie mit dem Training beginnen, sollten Sie von Ihrem Arzt grünes Licht bekommen: Gibt es Gesundheitsrisiken, Sicherheitsbedenken? Wie gut ist Ihre Fitness? Gibt es Einschränkungen der Beweglichkeit? Mit Ihrem Arzt oder Physiotherapeuten können Sie das passende Training planen.

Konditionstraining

20 bis 30 Minuten Ausdauertraining pro Tag, an zwei bis drei Tagen pro Woche, werden mindestens empfohlen – sehr gut geeignet: Radfahren, Laufen, Jogging/Walking und Schwimmen. Die Intensität des Trainings sollte etwa bei 40 bis 60 Prozent der maximal möglichen Leistung

Beweglich bleiben

liegen – oder bei der Hälfte der maximalen Herzfrequenz.
Sie beginnen mit geringer Trainingsintensität und steigern sich schrittweise. Am wichtigsten ist, dass Sie die gesamte Zeit durchhalten und in Bewegung bleiben!

> Maximale Herzfrequenz 220 minus Lebensalter (z. B. 70 Jahre): 220 – 70 = 150 : 2 = 75 Herzschläge pro Minute.

Isometrisches Muskeltraining

Ein Muskel wird angespannt (Kontraktion), ohne dass sich dessen Länge verändert oder Gelenke bewegt werden. Beispiel:

> - Sie beugen beide Arme im Ellbogen um 90° und haken die Hände waagrecht vor der Brust ein (linker Handrücken, rechte Handfläche).
> - Ziehen Sie nun die rechte Hand nach rechts und die linke nach links, bemerken Sie eine Anspannung der Oberarmmuskulatur und leichtes Muskelzittern.

Bei schmerzhaften Gelenkproblemen ist isometrisches Muskeltraining besonders zu empfehlen. Wer seine Muskelkraft isometrisch stärken möchte, macht täglich 1 bis 10 Kontraktionen – unter Aufwendung der Hälfte der maximal möglichen Kontraktionskraft pro Muskelgruppe. Sie halten jede Kontraktion 1 bis 6 Sekunden.

Krafttraining

Mit Gewichten oder Geräten können Sie bestimmte Muskelgruppen trainieren. Um Arthrose vorzubeugen, konzentrieren Sie sich auf die Hüft- und Kniestreckermuskulatur. Das sind die Muskeln, die für Gehen, Sitzen und Stehen am wichtigsten sind. 10 bis 15 Wiederholungen am Gerät (oder mit Gewichten) mit geringer Belastung (40 Prozent der maximalen Kraft) werden empfohlen. Sie erhöhen dann die Belastung und verringern die Anzahl der Wiederholungen.
Das Fitnessstudio ist die erste Adresse für Krafttraining. Dort finden Sie kundiges Personal, das Sie zum individuell passenden Training berät.

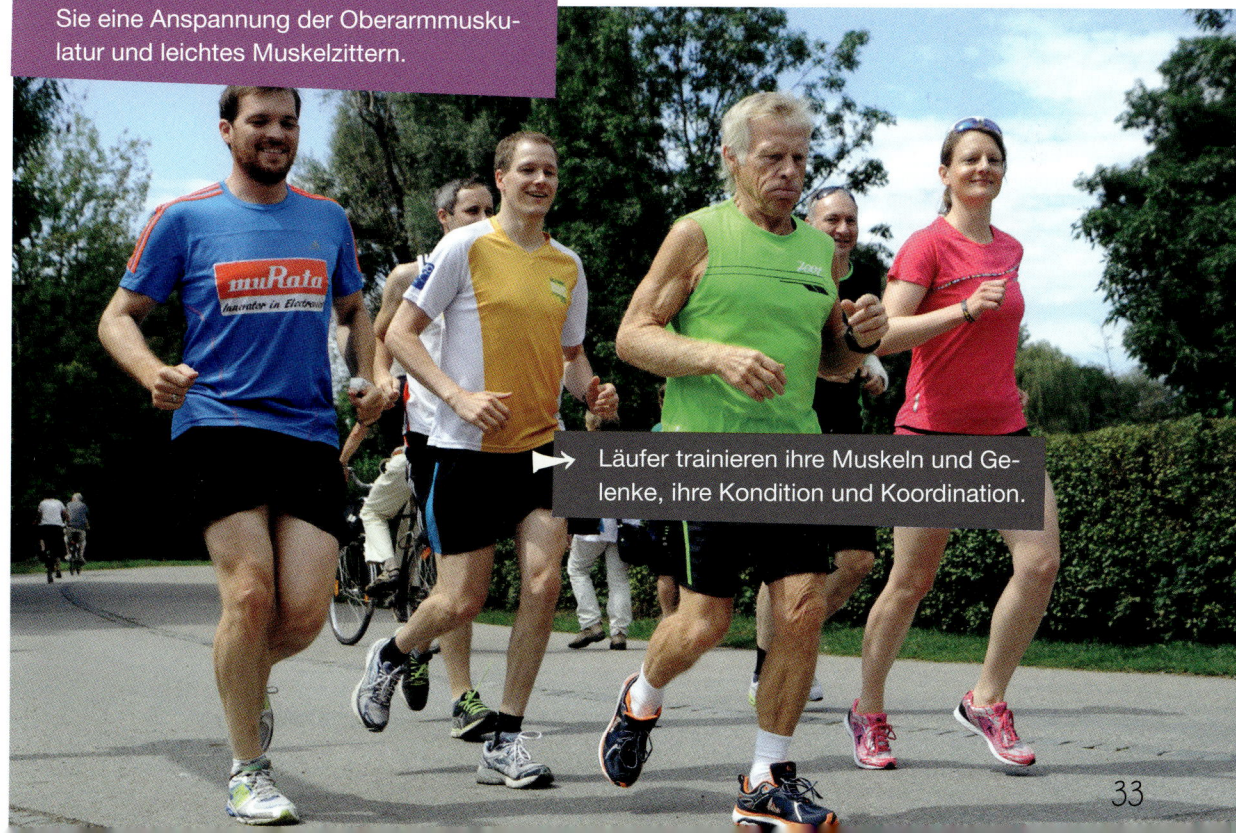
Läufer trainieren ihre Muskeln und Gelenke, ihre Kondition und Koordination.

Stressabbau am Knorpel

Training	Häufigkeit	Intensität	Ausführung
Statisches Dehnen (Flexibilität)	1 Mal pro Tag Zielvorgabe: an 3–5 Tagen pro Woche	bis die Dehnung subjektiv unangenehm empfunden wird	1 Dehnung, 5–15 Sekunden gehalten, pro große Muskelgruppe Zielvorgabe: bis maximal 3–5 Dehnungen, 20–30 Sekunden gehalten
Konditionstraining	2–3 Tage pro Woche	gering bis mittel: 50 Prozent der maximalen Herzfrequenz	20–30 Minuten pro Tag
Isometrisches Training	täglich	• gering: 40 Prozent Kraft • mittel: 50 Prozent Kraft • hoch: > 60 Prozent Kraft	• 10–15 Mal • 8–10 Mal • 6–8 Mal
Krafttraining	2–3 Tage pro Woche	gering bis mittel: 40–60 Prozent der maximalen Herzfrequenz	• 10–15 Mal • 8–10 Mal • 6–8 Mal

Trainingseinheiten: Po, Hüfte, Beine

Wie stark sich Knorpelverschleiß in Gelenken bemerkbar macht, hängt auch vom Zustand der benachbarten Muskulatur ab. Je besser die Muskulatur trainiert ist, desto besser sind Fehlfunktionen im Gelenk zu bewältigen. Dicke Muskelpakete am Po, an Hüfte und Beinen beugen Beschwerden vor.

Pomuskulatur kontrahieren
- Sie liegen flach auf dem Boden (oder sitzen auf einem Stuhl oder stehen).
- Sie spannen die Gesäßmuskulatur an und halten die Kontraktion 2 bis 3 Sekunden.
- Sie pausieren 2 bis 3 Sekunden und wiederholen die Übung 8 bis 10 Mal.

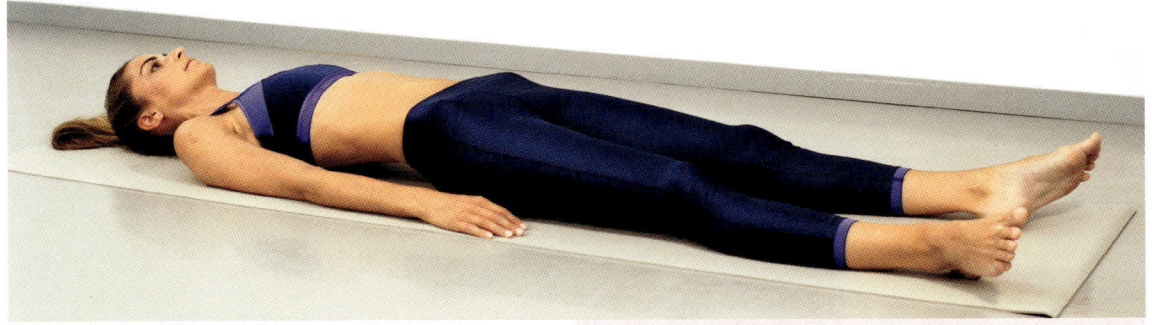

Aufstehen

- Sie sitzen auf einem Stuhl mit über der Brust gekreuzten Armen. Die Hände liegen jeweils auf der gegenüberliegenden Schulter.
- Die Füße flach auf dem Boden, aufrecht im Rücken und mit geradeaus gerichtetem Blick erheben Sie sich aus der Sitz- in die Standposition.
- Sie kehren langsam in die Sitzposition zurück.
- Falls nötig unterstützen Sie die Bewegung mit den Händen.
- Mit einem vor der Brust gehaltenen Gewicht können Sie die Trainingsintensität erhöhen.

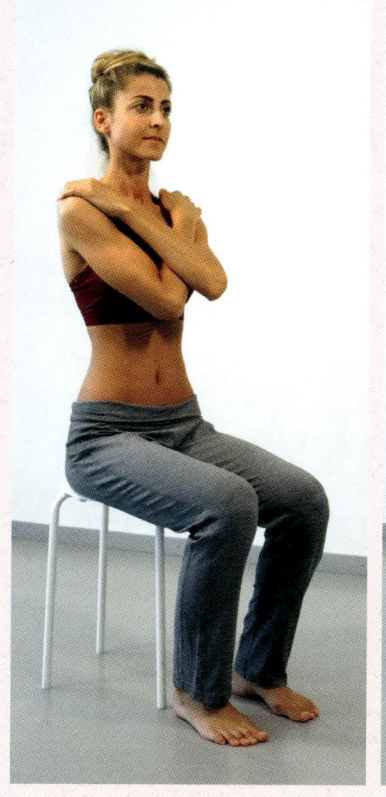
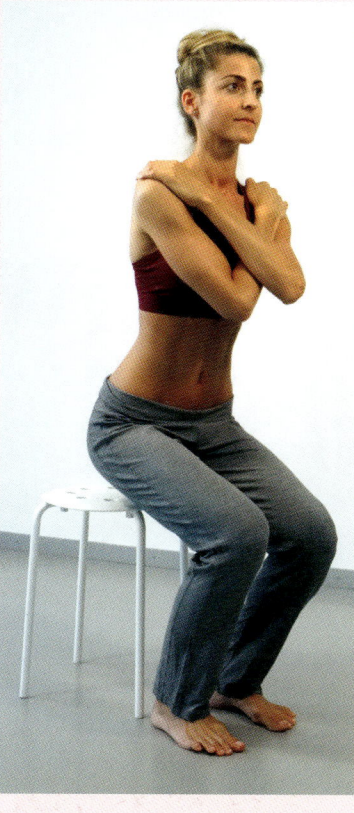
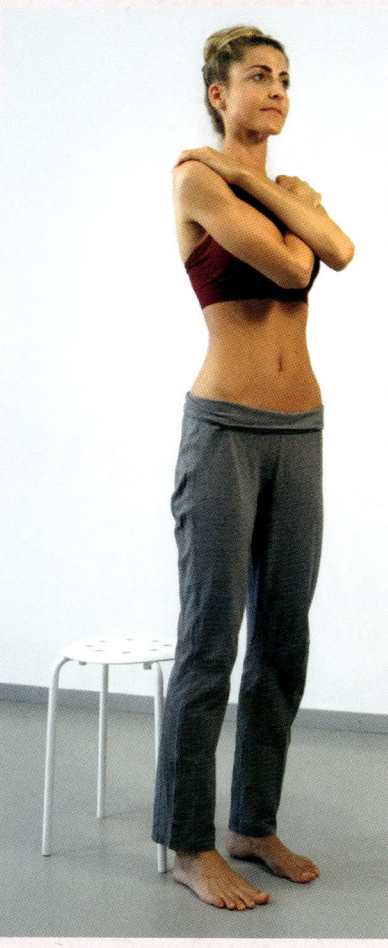

Stressabbau am Knorpel

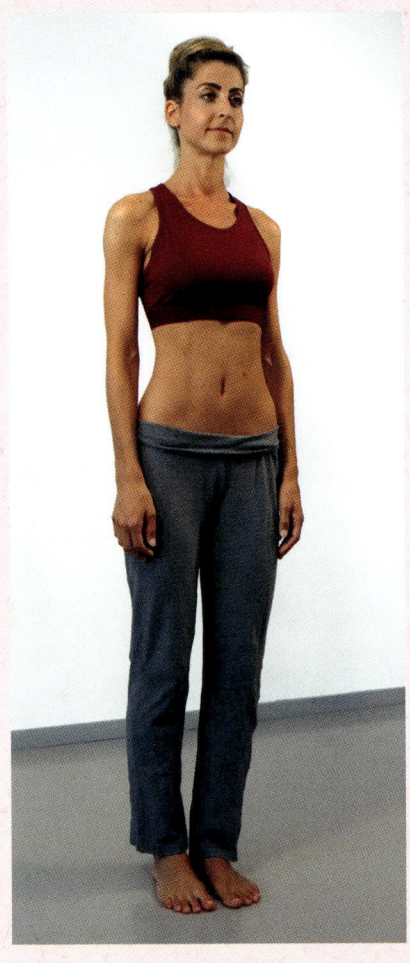 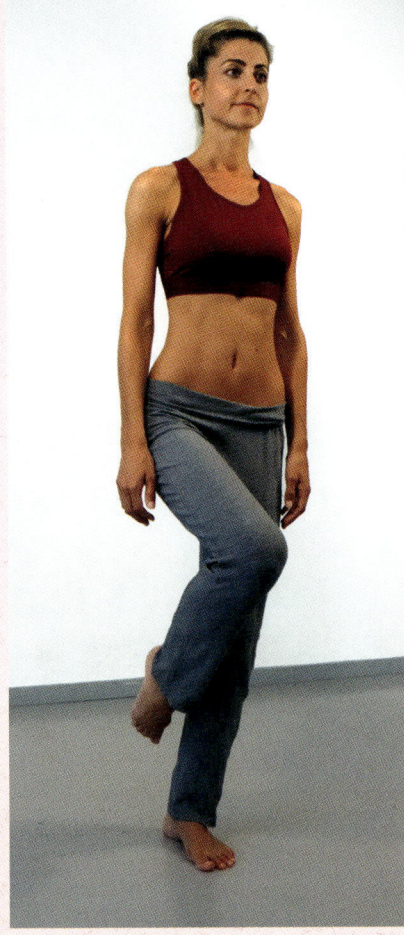

Oberschenkelstrecker beugen
- Sie stehen (oder liegen langgestreckt auf dem Boden).
- Sie beugen den Oberschenkelstrecker eines Beins und halten die Position 5 bis 6 Sekunden.
- Sie pausieren 2 bis 3 Sekunden und wiederholen die Übung 8 bis 10 Mal, an beiden Beinen.

Beweglich bleiben

Wadenmuskeln kräftigen

- Sie stehen aufrecht, die Beine hüftbreit.
- Sie heben langsam beide Fersen vom Boden ab. Der Körper neigt sich leicht nach vorne, um die Balance zu halten. Falls nötig, benutzen Sie eine Tischkante zur Balancekontrolle.
- Sie richten sich im Rücken gerade so lange auf, bis das Körpergewicht auf beiden Fußballen lastet, und halten die Position kurz.
- Mit der Einatmung senken Sie die Fersen wieder langsam auf den Boden ab.
- Mit Gewichten in der rechten und linken Hand können Sie die Intensität der Übung erhöhen.

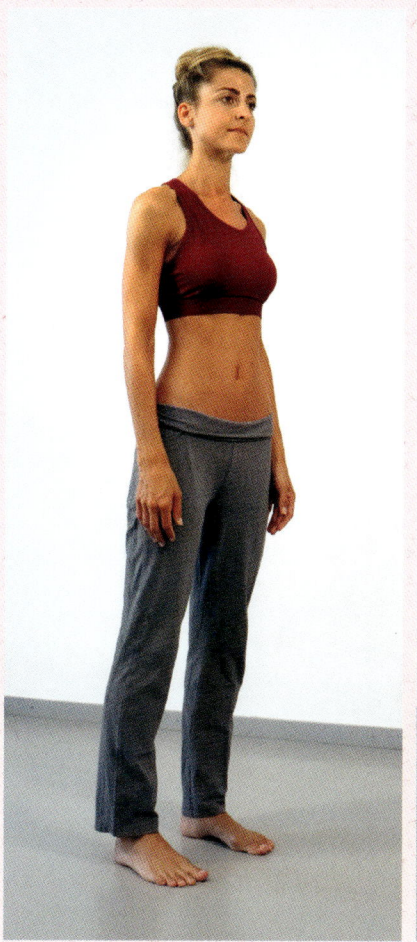
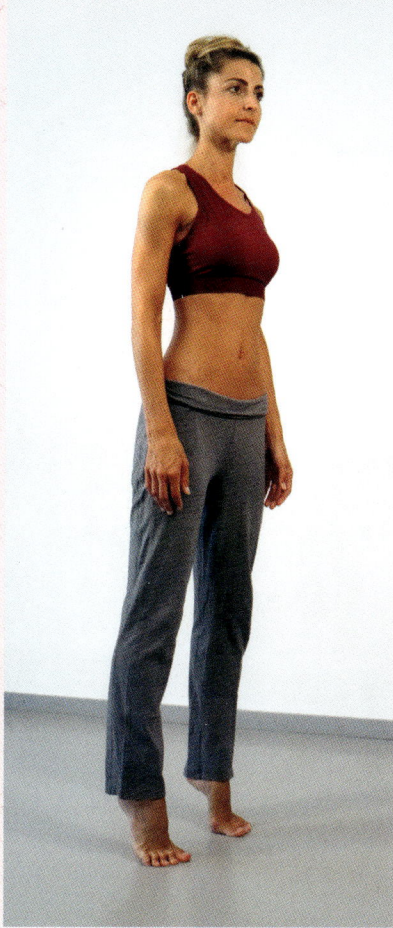

Stressabbau am Knorpel

Beine strecken

- Sie sitzen auf einem Stuhl. Die Beine sind im rechten Winkel gebeugt, die Füße am Boden.
- Sie strecken ein Bein aus und halten es 5 bis 6 Sekunden gestreckt.
- Sie senken das gestreckte Bein langsam bis auf den Boden.
- Sie entspannen sich. Sie wiederholen die Übung 8 bis 10 Mal, auch mit dem anderen Bein.

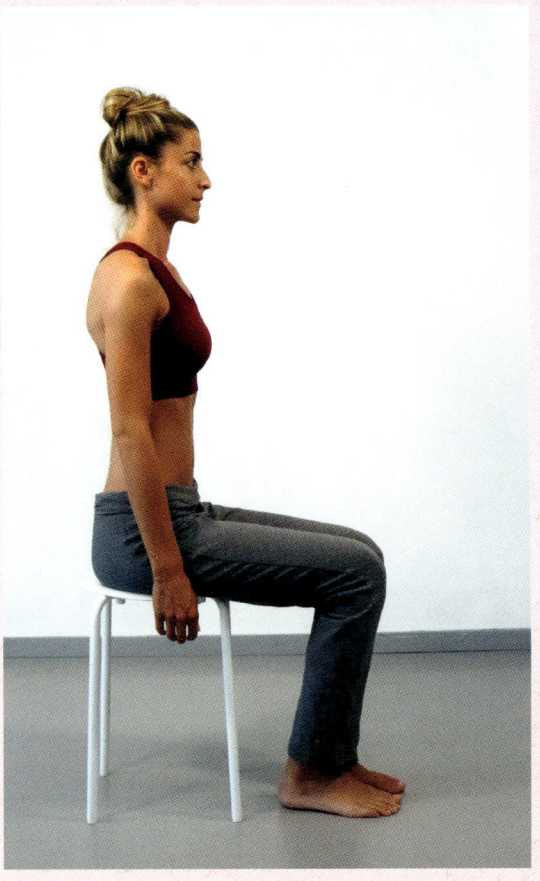
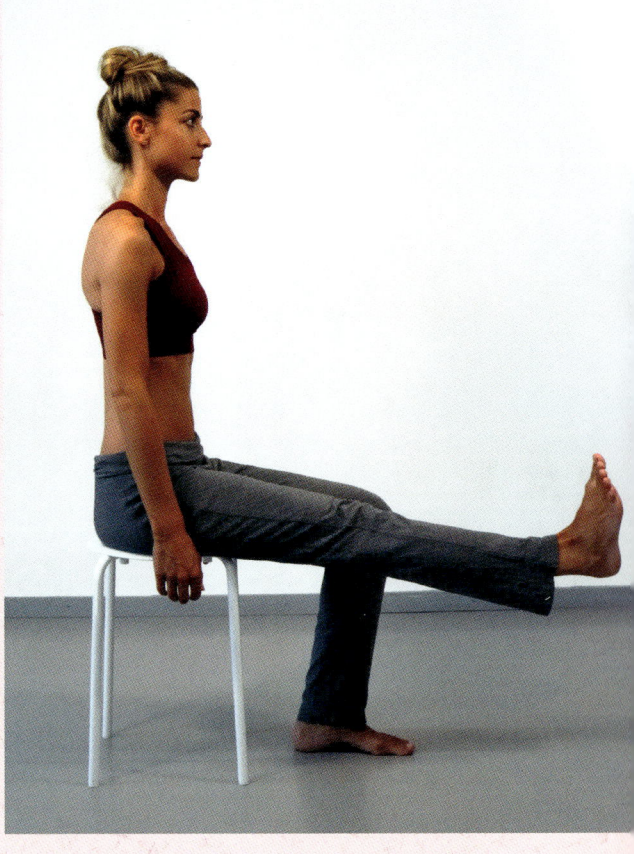

Beweglich bleiben

Trainingseinheiten: Knie

Kniegelenke sind häufig von schmerzhaften Problemen betroffen. Bewegungstraining kann Schmerzen lindern, Koordination und Beweglichkeit verbessern.

Knie beugen

- Sie stehen aufrecht und benutzen eine Tischkante zur Balancekontrolle.
- Sie beugen ein Bein, um die Ferse anzuheben, bis das Knie im Winkel von etwa 45° gebeugt ist, und halten die Position 5 bis 6 Sekunden.
- Sie setzen den Fuß wieder langsam auf den Boden.
- Sie pausieren 2 bis 3 Sekunden und wiederholen die Übung beidseits.
- Sie beugen das Knie stärker, um den Bewegungsradius zu vergrößern. Ein Gewicht am Sprunggelenk erhöht die Intensität.

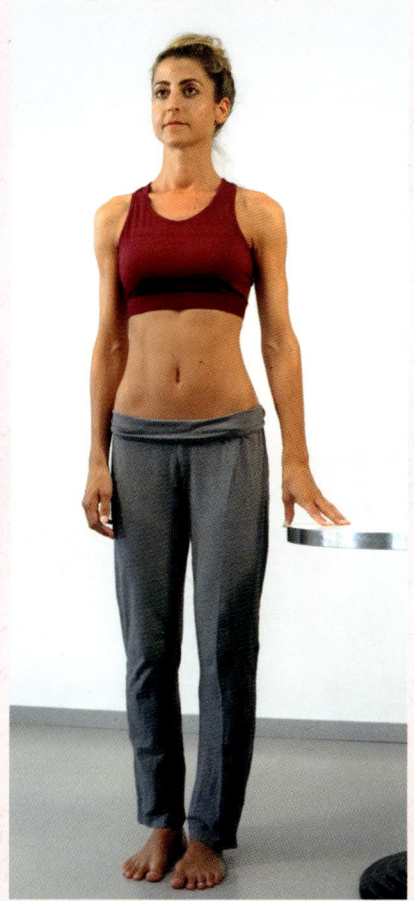
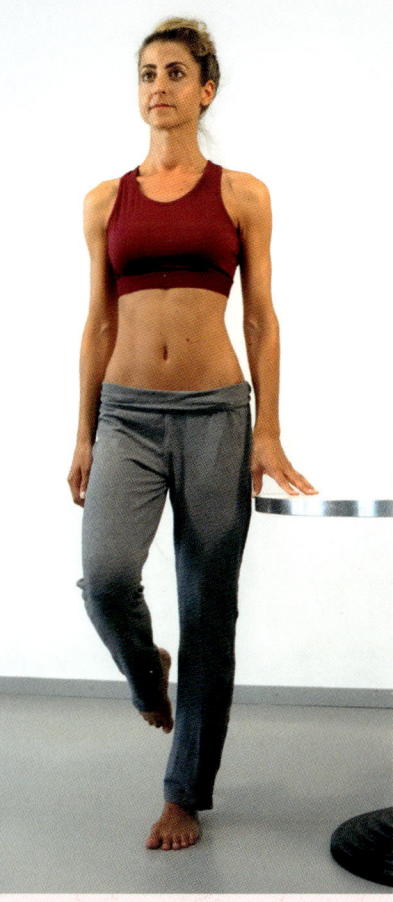

Knie anheben

- Sie stehen aufrecht. Die Hand liegt unterstützend an einer Tischkante.
- Sie heben ein Knie an, die halbe Strecke bis zur Hüfte, und halten die Position 5 bis 6 Sekunden. Der Rücken bleibt gerade aufgerichtet.
- Sie setzen den Fuß langsam wieder auf dem Boden auf.
- Sie pausieren 2 bis 3 Sekunden und wiederholen die Übung beidseits.

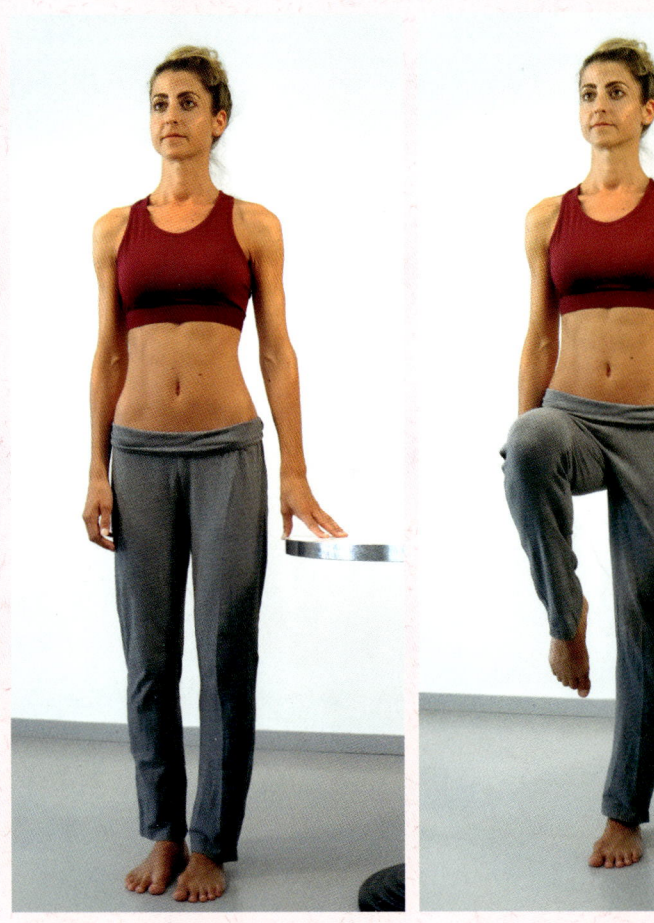

Kniemuskulatur kräftigen

Diese Übung wird bei Kniearthrose im Anfangsstadium empfohlen.

- Sie stehen aufrecht auf der untersten Treppenstufe und halten sich am Geländer fest.
- Sie bewegen sich nun mit gebeugtem Standbein abwärts, bis die Fußspitze den Boden antippt. Dann ziehen Sie sich wieder zurück in die Ausgangsposition. Machen Sie diese Bewegung mindestens 10 Mal.
- Sie wiederholen die Übung, wobei diesmal die Ferse den Boden antippt.
- Achten Sie auf eine aufrechte Rumpf-, Rücken- und Nackenhaltung.

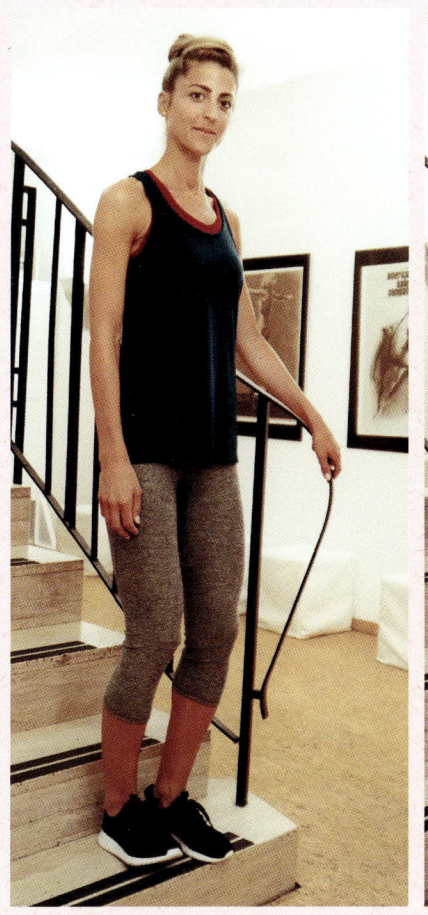
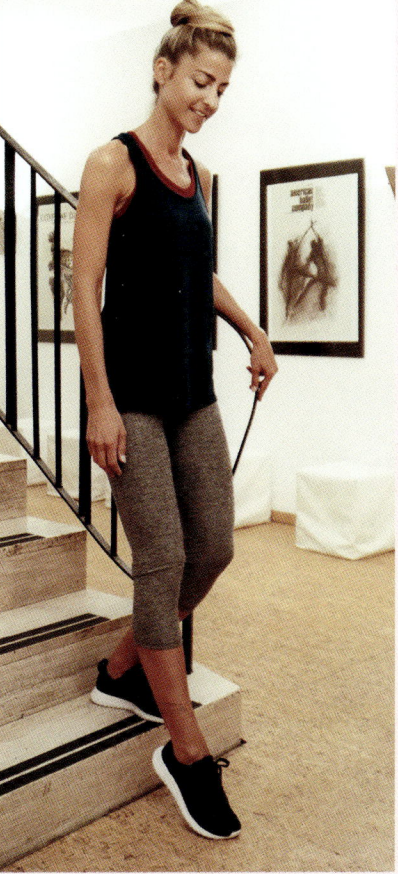
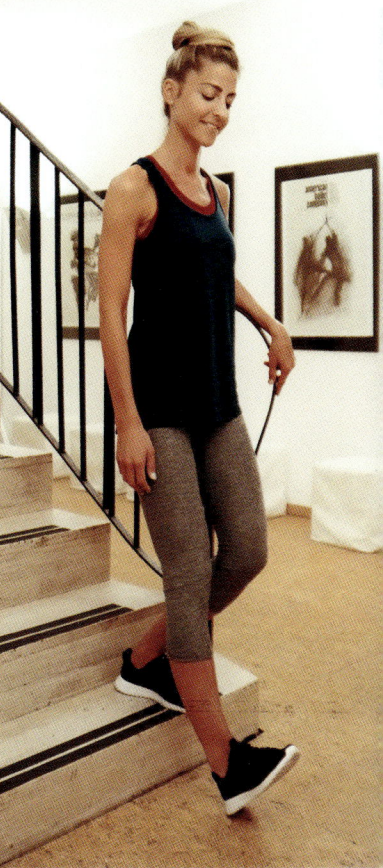

Stressabbau am Knorpel

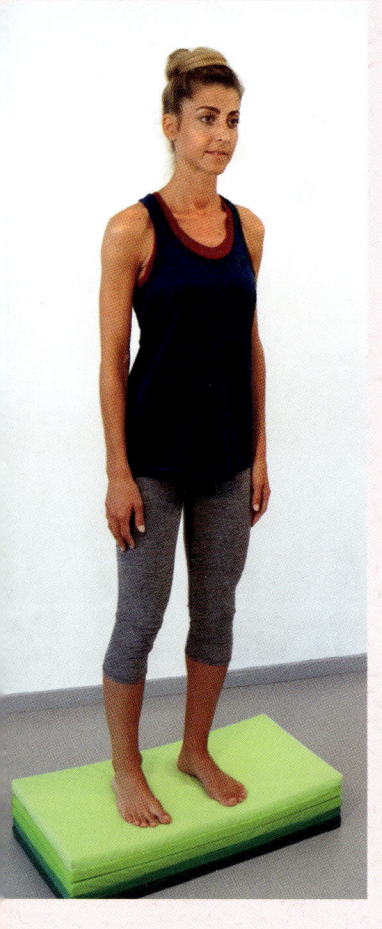
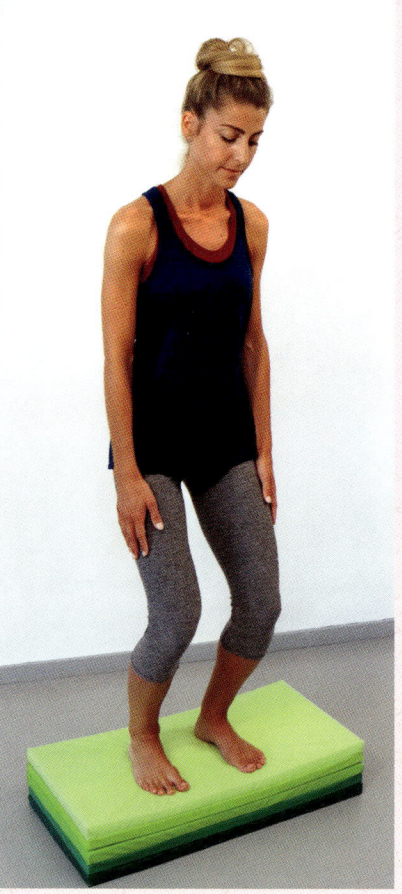
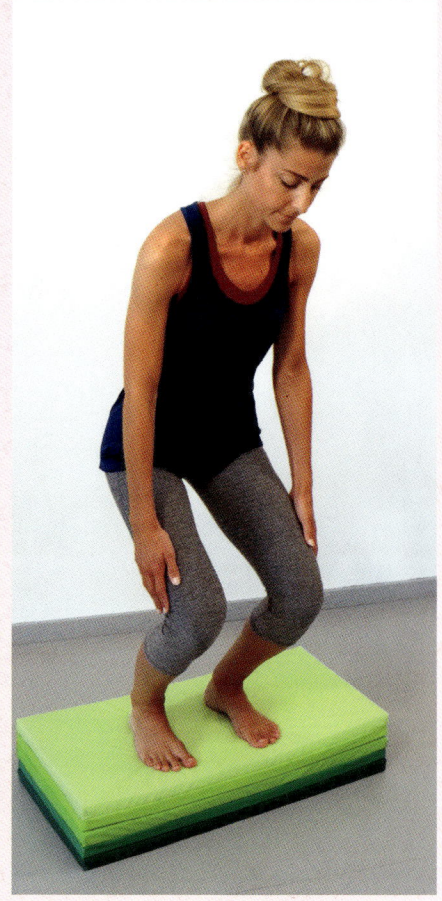

Kniebewegung koordinieren

Diese Übung wird bei Kniearthrose im Anfangsstadium empfohlen.

- Sie stehen aufrecht hüftbreit auf einer instabilen Unterlage. Wenn Ihnen das schwer fällt, halten Sie sich an einem Möbelstück fest.
- Sie gehen langsam in die Knie. Achten Sie darauf, dass die Knie nicht nach innen abknicken. Die Knie bewegen sich in einer Ebene zum Fuß. Der Rücken bleibt gerade aufgerichtet.
- Sie kehren langsam in die Ausgangsposition zurück.

Beweglich bleiben

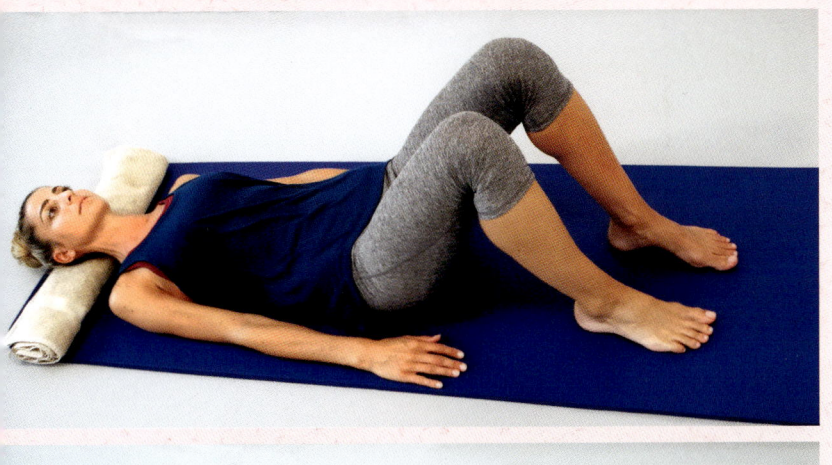

Knieschmerz lindern

Diese Übung wird bei fortgeschrittener Kniearthrose empfohlen.

- Sie befinden sich in Rückenlage, die Arme seitlich locker auf dem Boden, die Beine rechtwinklig gebeugt und parallel aufgestellt. Bei Bedarf können Sie im Nacken ein zusammengerolltes Handtuch unterlegen.

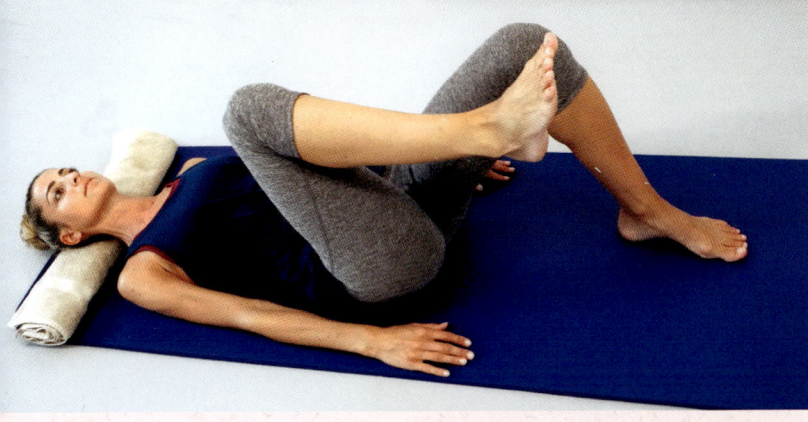

- Sie heben erst das eine, dann das andere Bein gebeugt an und „fahren" mit diesem Bein „Fahrrad". Führen Sie die Fahrradbewegung vorwärts langsam und konzentriert aus, ohne dass der Fuß den Boden berührt. Achten Sie darauf, das bewegte Bein in der Beinachse zu halten.
- Sie können die Übung auch im „Rückwärtsgang" ausführen.

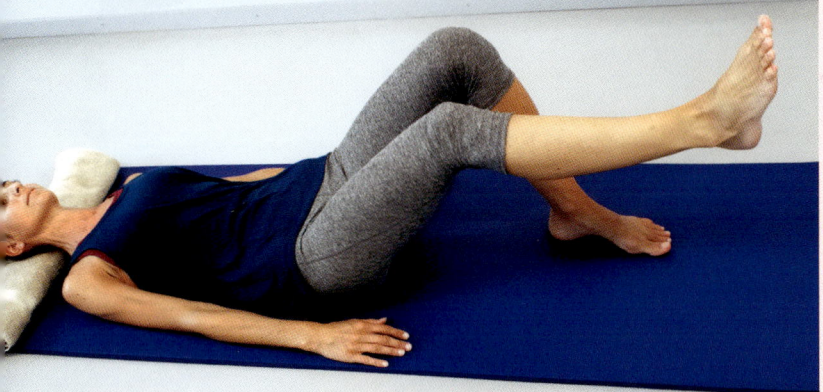

Stressabbau am Knorpel

Trainingseinheiten: Hüfte

Das Hüftgelenk trägt in jeder Position das Körpergewicht und federt „hydraulisch" die Wirkung plötzlicher Bewegungen ab. Ist das Hüftgelenk von Arthrose betroffen, fallen vor allem Gehen und Laufen schwer.

Hüftmuskulatur kräftigen

Diese Übung wird bei Hüftgelenksarthrose im fortgeschrittenen Stadium IV empfohlen.

- Sie befinden sich in Rückenlage, die Beine angewinkelt am Boden. Bei Bedarf legen Sie ein zusammengerolltes Handtuch unter den Nacken.
- Sie schlingen ein Fitnessband um die Fußsohle des betroffenen Beines. Mit den Armen stellen Sie eine merkliche Zugspannung auf das Band her.
- Gegen diese Zugspannung strecken Sie nun das Bein durch. Versuchen Sie, Bodenberührung zu vermeiden.
- Achten Sie darauf, dass das Bein in der Beinachse bewegt wird.

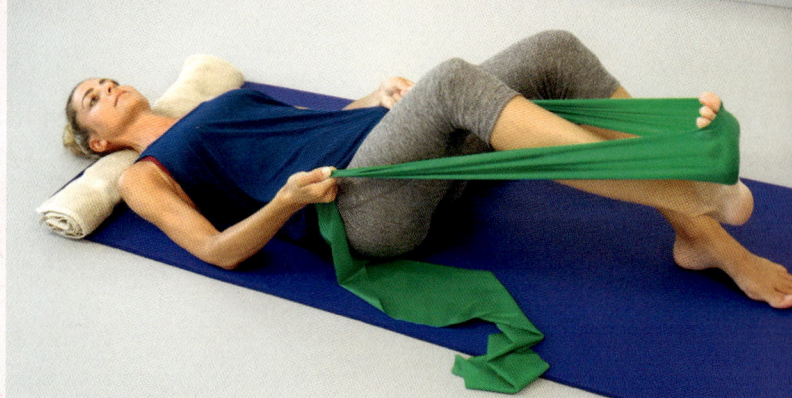

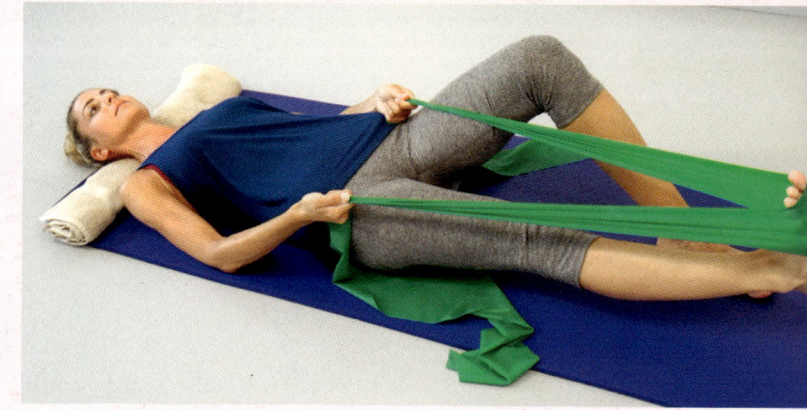

Hüftgelenksbewegung koordinieren

Diese Übung wird bei Hüftgelenksarthrose im fortgeschrittenen Stadium III zur Verbesserung der Koordination empfohlen.

- Sie stehen aufrecht mit leicht gebeugten Knien.
- Sie rollen mit dem Spielbein einen Ball vor, zurück und seitlich.
- Sie können Ihre eigenen Bewegungsmuster erfinden: Linie, Dreieck, Quadrat, Halbkreis, Kreis. Probieren Sie unterschiedlich große Bälle aus.
- Sie konzentrieren sich darauf, in aufrechter Haltung zu bleiben und das Gleichgewicht auszubalancieren.

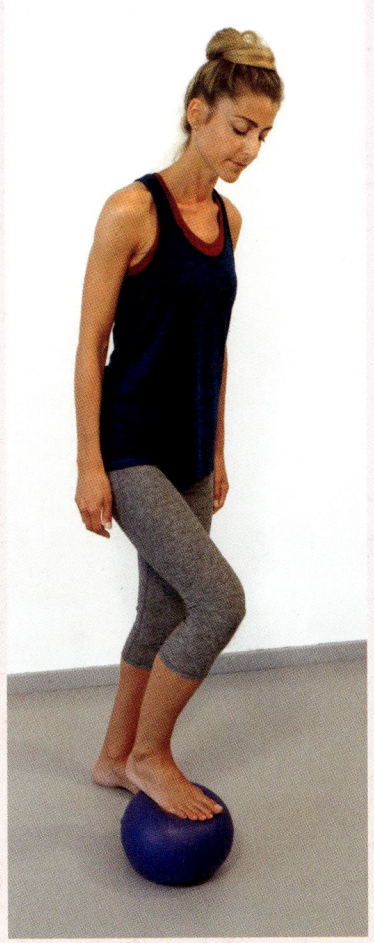
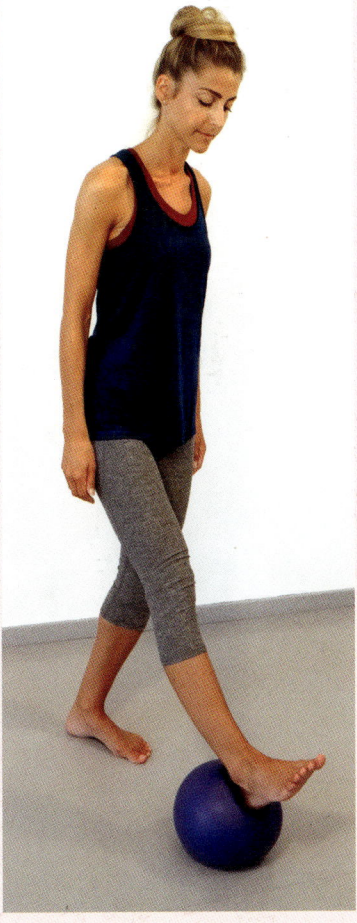

Stressabbau am Knorpel

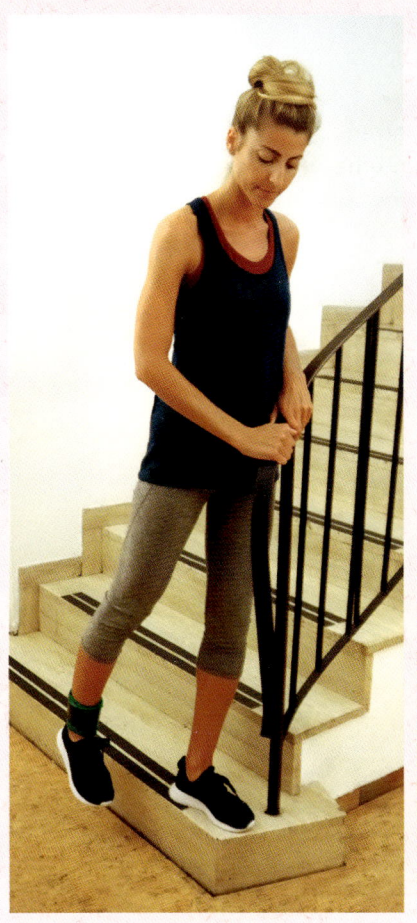 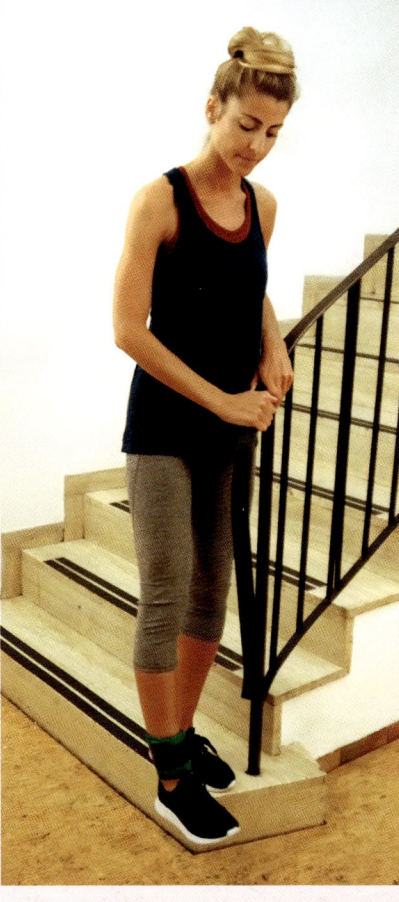 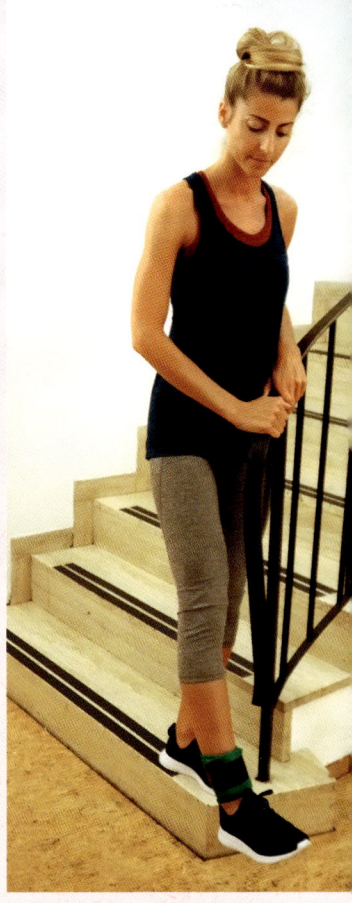

Hüftgelenksschmerz lindern

Diese Übung wird bei Hüftgelenksarthrose im Frühstadium II empfohlen.

- Am Fußgelenk des betroffenen Beins bringen Sie eine Gewichtsmanschette an.
- Mit dem geringer betroffenen Bein stehen Sie aufrecht auf der untersten Stufe einer Treppe. Sie halten sich am Geländer fest.
- Sie lassen das Bein nach vorne und hinten pendeln.
- Sie achten darauf, dass das Bein möglichst locker ist und ohne Muskelbeteiligung pendelt.

Treppensteigen

- Steigen Sie eine Treppe zwei Stockwerke hoch, im gewohnten Tempo und Tritt. Benutzen Sie das Geländer, falls nötig.
- Wechseln Sie die Spur, um Ihre Gangkontrolle und Balance zu trainieren. Erhöhen Sie die Intensität, indem Sie ein Gewicht tragen.

Beweglich bleiben

Trainingseinheiten: Schultergelenk

Ist das Schultergelenk von Arthrose betroffen, können alltägliche Bewegungen zum Problem werden, beispielsweise Haare kämmen oder das Anziehen von Kleidungsstücken. Übungen helfen dabei, Schmerzen zu lindern und die Gelenkbeweglichkeit zu erhalten.

Im Schultergelenk pendeln

Diese Übung wird bei Schultergelenksarthrose im Stadium III empfohlen.

- Sie stellen sich vor einen Tisch und stützen sich mit einer Hand auf der Tischplatte ab. Der Rücken ist gerade ausgerichtet, der Oberkörper leicht nach vorne gebeugt.
- Die andere Hand hält ein 500-Gramm-Gewicht (Hantel, Flasche mit 0,5 l Wasser). Der Arm hängt locker nach unten.
- Sie lassen nun den Arm mit dem Gewicht locker nach vorne und hinten pendeln.
- Mit zunehmender Beweglichkeit können Sie kreisförmige Bewegungen ausführen.
- Pendeln Sie mit dosiertem Schwung, nicht mit Muskelkraft!

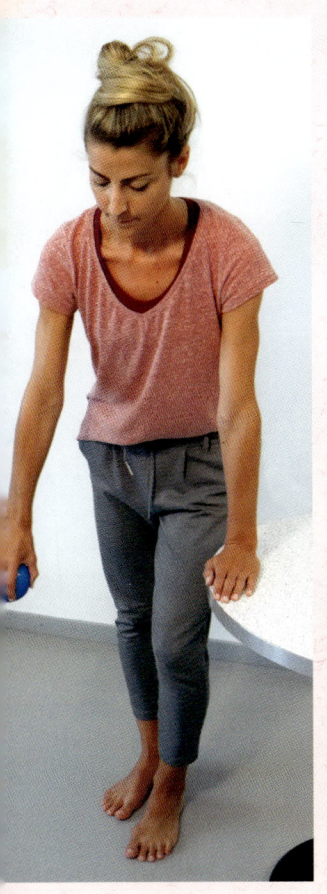
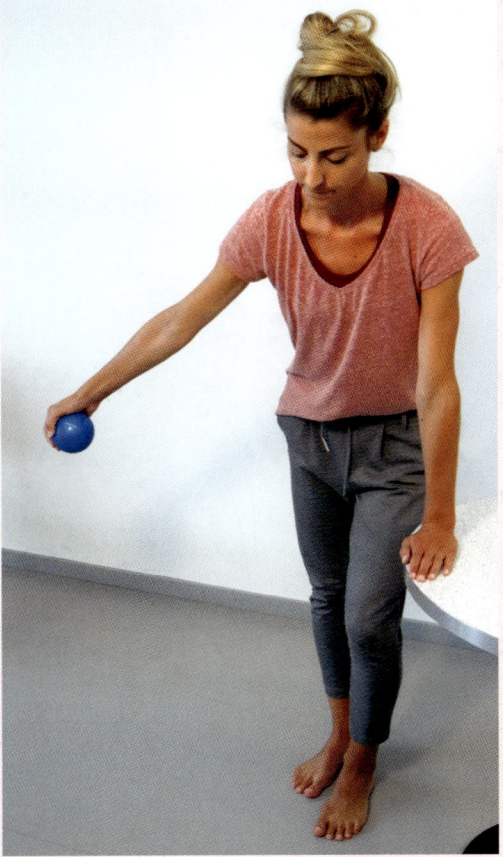
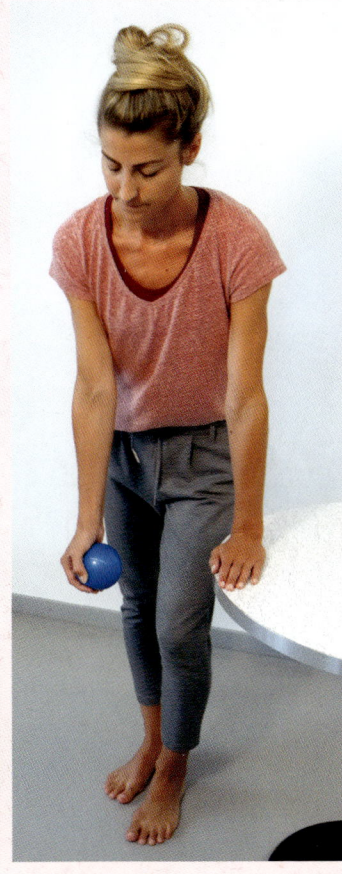

Stressabbau am Knorpel

Schultermuskulatur kräftigen

Diese Übung wird bei Schultergelenksarthrose im Frühstadium I empfohlen.

- Sie sitzen aufrecht auf einem Stuhl/Hocker.
- Sie umwickeln Ihre Hände mit einem Fitnessband. Die Oberarme liegen am Körper an. Die Ellbogen sind rechtwinklig gebeugt. Die Unterarme sind parallel und die Hände halten das gespannte Fitnessband.
- Nun drehen Sie einen Unterarm im Ellbogengelenk auf einer gedachten horizontalen Ebene nach außen und wieder zurück in die Ausgangshaltung.
- Dieselbe Bewegung machen Sie mit dem anderen Arm. Später können Sie auch beide Arme gleichzeitig nach außen bewegen.

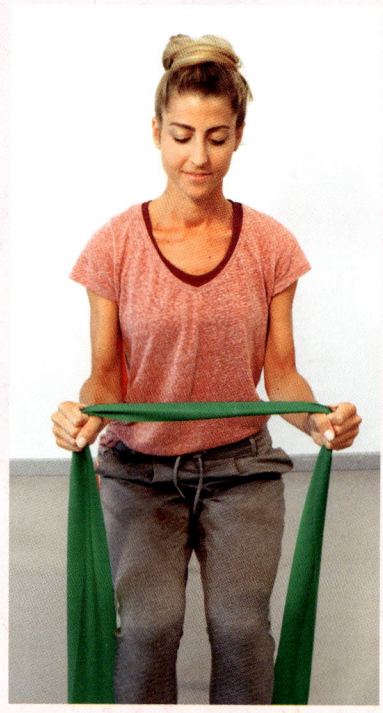
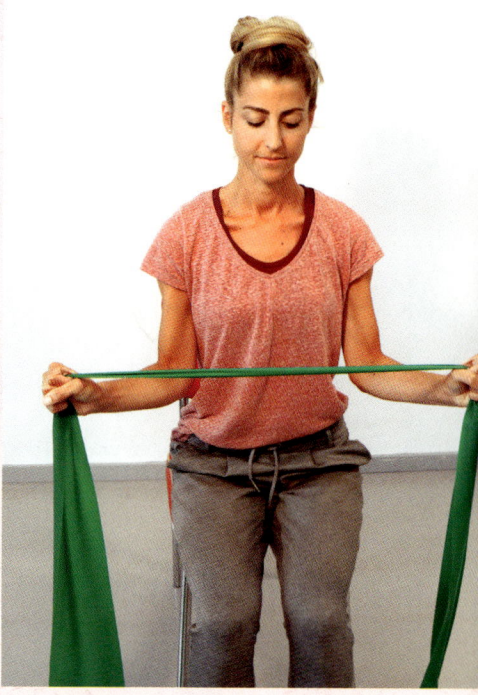

- Sie führen die Bewegungen langsam und kontrolliert aus. Achten Sie darauf, dass Ihr Rücken gerade aufgerichtet bleibt und nur die Schultermuskulatur aktiviert wird.

Schultergelenkbewegung koordinieren

- Sie sind schulterbreit aufgestellt, mit den Füßen parallel nach vorne. Wenn Sie unsicher stehen, können Sie sich an einer Wand abstützen.
- Nun stellen Sie eine stabförmig zusammengerollte Zeitung auf Ihre rechte Handfläche und balancieren diese so lange wie möglich – ohne Ihre Standposition zu verändern.
  Sie wiederholen die Übung mit der anderen Hand.
- Sie führen die Übung zunächst mit gebeugtem Ellbogengelenk durch, später mit gestrecktem Arm.

Beweglich bleiben

Trainingseinheiten: Fingergelenke

Arthrotische Einschränkungen in den Fingergelenken wirken im Alltag besonders behindernd, z. B. beim Kochen, bei der Körperhygiene, beim Tragen und Halten von Gegenständen oder beim Öffnen von Behältern. Übungen helfen dabei, Schmerzen zu lindern und die Gelenkbeweglichkeit zu erhalten – vor allem bei Arthrose im Daumengrundgelenk (Rhizarthrose).

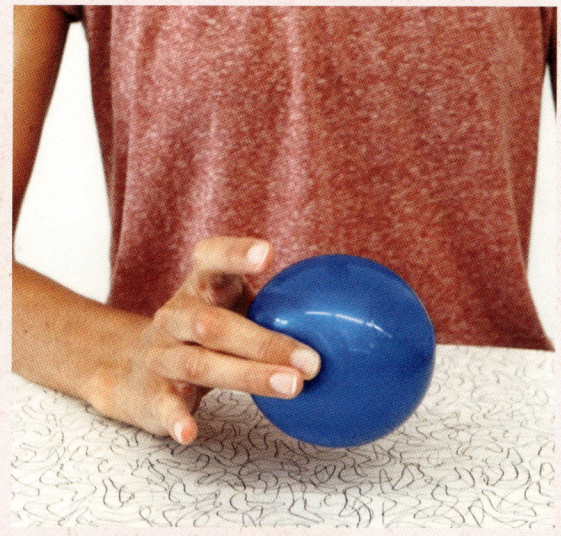

Fingermuskulatur kräftigen

Diese Übung kräftigt die Fingermuskulatur und wird bei Arthrose im Stadium II empfohlen.
- Sie sitzen aufrecht auf einem Stuhl/Hocker, die Unterarme auf der Tischplatte. Die Schultern sind locker entspannt (nicht nach oben gezogen).
- Sie nehmen einen kleinen Softball in eine Hand und drücken diesen gleichzeitig mit einem Finger und dem Daumen zusammen. Machen Sie diese Bewegung nacheinander mit jedem einzelnen Finger.
- Sie führen die Bewegungen langsam und kontrolliert an beiden Händen aus.
- Achten Sie darauf, Ihre Fingergelenke merklich zu beugen.

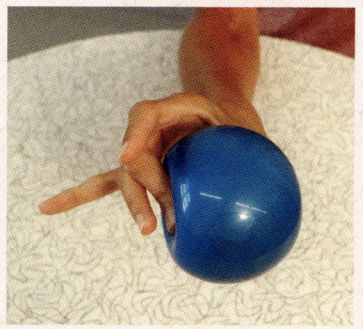 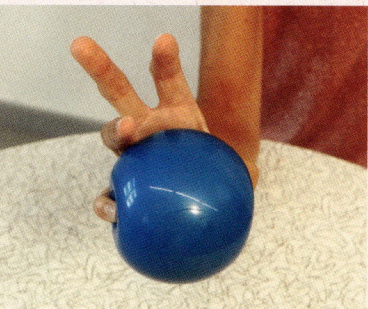 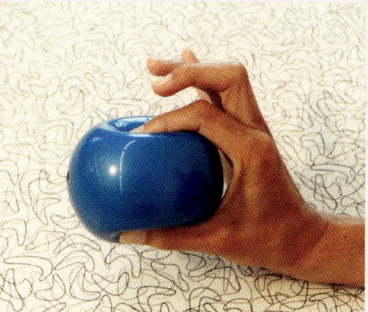

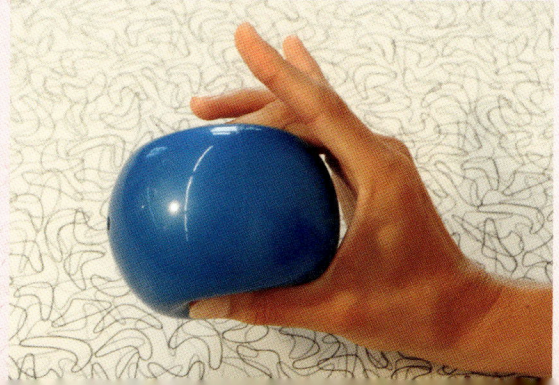

Stressabbau am Knorpel

Fingerbewegung koordinieren

- Sie sitzen aufrecht auf einem Stuhl/Hocker. Ihre Unterarme, Handflächen und Finger liegen locker auf einem Tisch. Die Schultern sind entspannt (nicht nach oben gezogen).
- Sie heben beide Daumen gleichzeitig an und setzen sie wieder auf dem Tisch ab. Diese Bewegung führen Sie dann nacheinander mit jedem einzelnen Finger durch.
- Sie führen die Bewegungen langsam und kontrolliert aus.
- Achten Sie darauf, dass die nicht bewegten Finger den Kontakt mit dem Tisch behalten.
- Später können Sie das Tempo der Bewegung (Finger anheben/absetzen) schrittweise erhöhen.

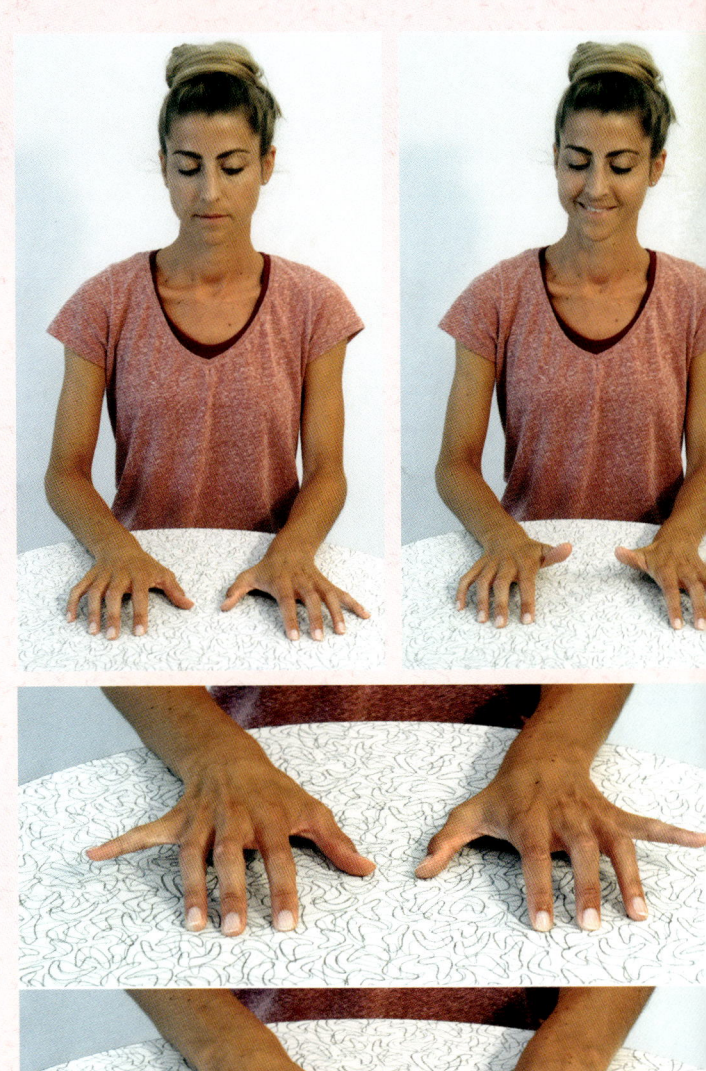

Beweglich bleiben

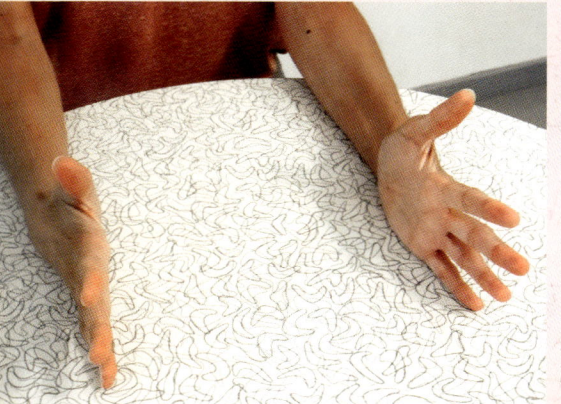
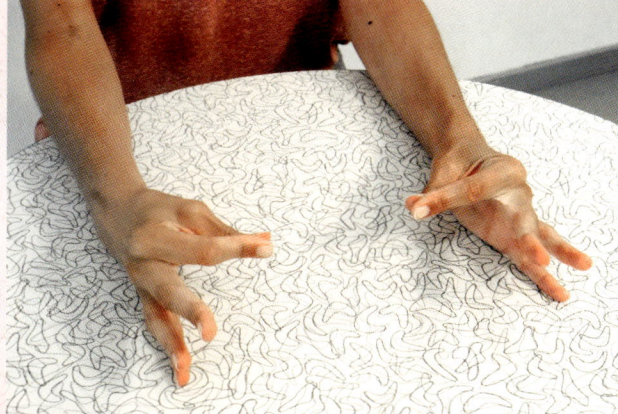
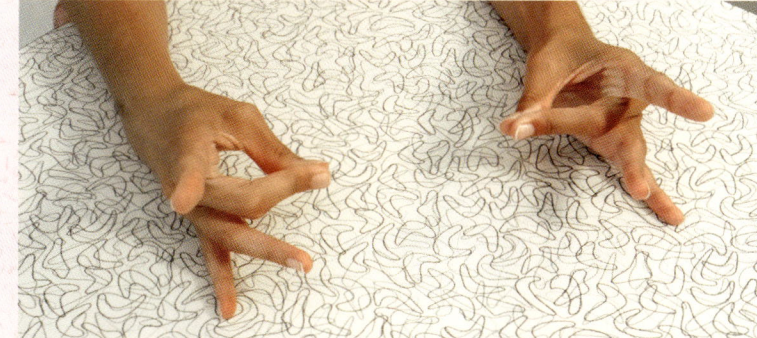

Fingergelenkschmerz lindern

- Sie sitzen aufrecht auf einem Stuhl/Hocker. Ihre Unterarme liegen parallel auf einem Tisch. Die Hände ruhen auf den Kleinfingerhandkanten.
- Sie spreizen alle Finger und strecken sie durch.
- Anschließend bewegen Sie jeden einzelnen Finger nacheinander so, dass die Fingerspitze den Daumen berührt, und wieder zurück.
- Führen Sie die Bewegungen langsam und kontrolliert an beiden Händen aus.
- Achten Sie darauf, dass die nicht bewegten Finger gestreckt bleiben.

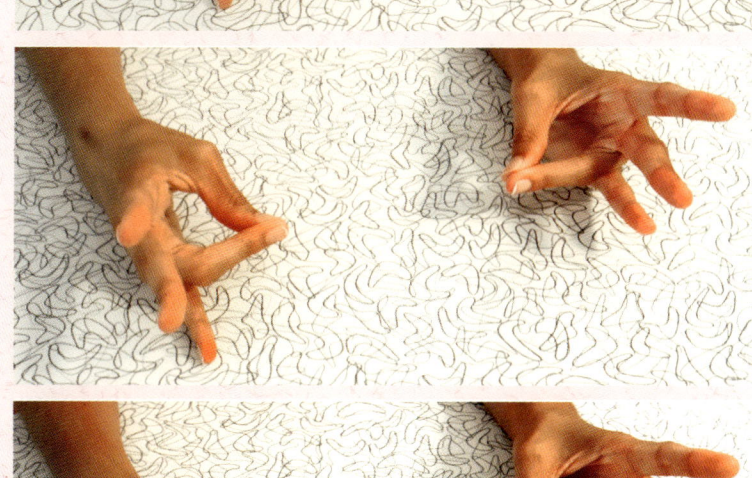
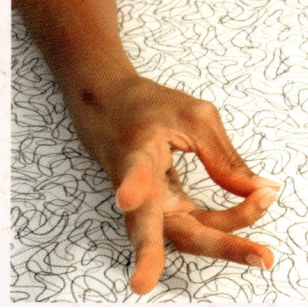
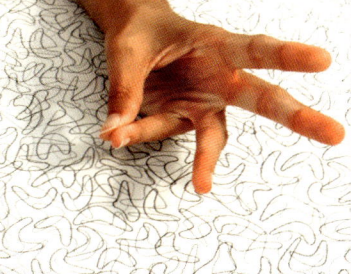

Stressabbau am Knorpel

BEWEGUNG IM WASSER

Bewegung im Wasser ist genauso gut zur Vorbeugung und Behandlung von Arthrose geeignet wie landbasiertes Training. Das Wassertraining hat zudem besondere Vorteile: Durch den Auftrieb sind Bewegungen möglich, die Sie an Land kaum ausführen könnten. Im Wasser ist auch die Stress- und Gewichtsbelastung der Gelenke deutlich niedriger. Sie sind vor allzu starker Erhitzung geschützt, Ihr Blutdruck sinkt und das Herz arbeitet gleichmäßig. Vom regelmäßigen Training profitieren insbesondere Übergewichtige, da problematische Knie- und Hüftgelenke im Wasser leichter bewegt werden können.

Aquafitness

Gehen, Knie anheben, Kniebeugen (ein-/zweibeinig), seitlich gehen, Fersen anheben, gestrecktes Bein nach hinten anheben, einbeinig stehen, eine Wassernudel mit einem Fuß drücken u. a. Schließen Sie sich einer Wassertrainingsgruppe an, um Arthrose vorzubeugen.

Schwimmen

Ausdauertraining im Wasser ist gleichfalls zur Vorbeugung empfehlenswert. Wenn Sie regelmäßig im Hallenbad oder in Gewässern 15–30 Minuten ohne Unterbrechung schwimmen, verbessern Sie Ihre Kondition und trainieren alle Gelenke.

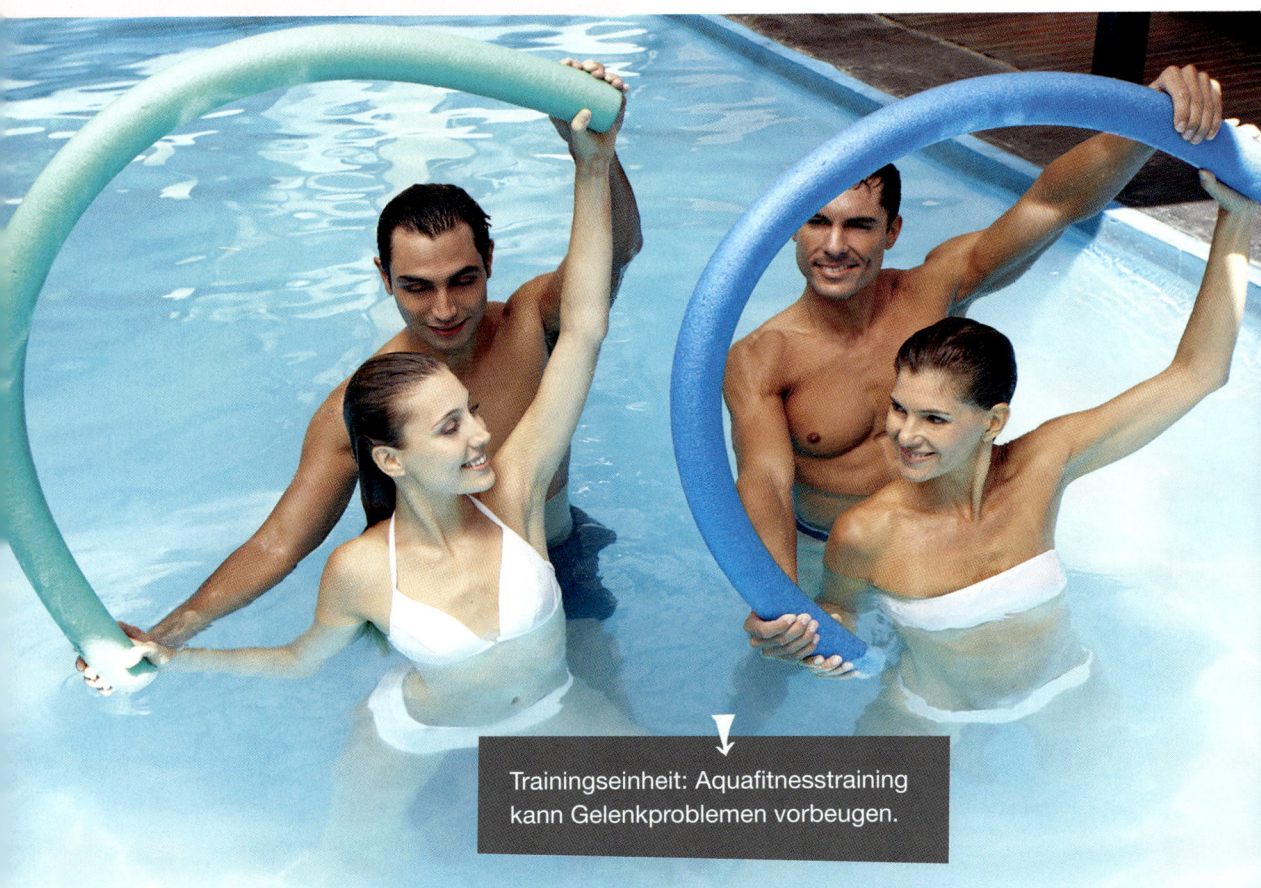

Trainingseinheit: Aquafitnesstraining kann Gelenkproblemen vorbeugen.

YOGA

Yoga ist eine ganzheitliche Methode, die Körper, Geist und Seele in Einklang bringen kann. Im Westen wird Yoga häufig in Unterrichtseinheiten vermittelt. Solche Einheiten, bevorzugt Hatha-Yoga, kombinieren Körperhaltungen, Tiefenentspannung, Atem- und Meditationsübungen. Durch Übung der Yoga-Positionen verbessert sich das funktionelle Zusammenspiel von Körper, Geist, Seele und Atem. Zielvorstellung ist die nachhaltige Steigerung der Vitalität verbunden mit mehr Gelassenheit. Yoga ist mehr als ein bloßes Fitnessprogramm, mehr als eine Methode zum Stressabbau, zur Linderung von Rückenschmerzen oder zur Bewältigung von Lebenskrisen.

Auch die Medizin hat Yoga entdeckt und weist auf vorbeugende gesundheitsfördernde Effekte der Übungen hin. Yoga kann Gelenkbeschwerden nachhaltig günstig beeinflussen und Arthrose vorbeugen. Viele Krankenkassen übernehmen die Kosten eines Yoga-Kurses. Wer regelmäßig Yoga praktiziert, profitiert von körperlicher Fitness, ist weniger stressanfällig – und beugt Arthrose vor. Yoga-Kurse werden fast überall angeboten.

Hatha-Yoga

Das ist die hierzulande am häufigsten praktizierte Form des Yoga. Sie zielt vor allem auf die Balance von Körper und Geist ab – durch Haltungsübungen *(Asana)*, Atemübungen *(Pranayama)* und Meditation *(Dhyana)*. Das Sanskritwort Hatha bedeutet Kraft, Beharrlichkeit, Zurückhaltung.

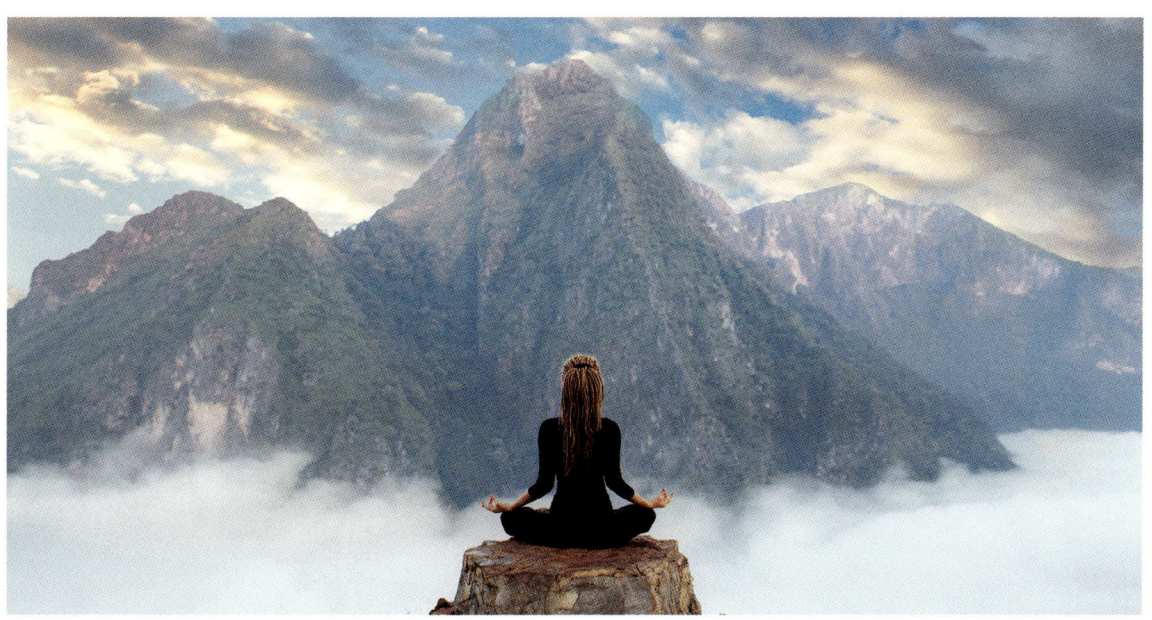

Stressabbau am Knorpel

Trainingshinweise: Yoga

- Beginnen Sie am besten zusammen mit einem/einer LehrerIn oder in einem Yogakurs. Der/die YogalehrerIn sollte entsprechend qualifiziert sein und langjährige Erfahrung haben.
- Benutzen Sie eine rutschfeste Yogamatte.
- Bequeme und locker sitzende Kleidung ist zu empfehlen. Yogis üben in der Regel barfuß.
- Atmen Sie immer durch die Nase ein und aus.
- Üben Sie lieber kürzer, aber regelmäßig. Der Trainingseffekt bleibt dann erhalten.
- Sie sollten mindestens zwei Stunden nichts gegessen haben, wenn Sie mit Ihren Übungen beginnen.
- Stellen Sie keine zu hohen Anforderungen an sich selbst.
- Frauen entscheiden selbst, ob sie bestimmte Yogapositionen während der Monatsblutung vertragen.
- Sie können einzelne Übungen auswählen oder sich Ihren eigenen Übungsablauf zusammenstellen.
- Verzichten Sie auf Yoga, wenn Sie krank sind oder sich krank fühlen. Wenn Sie an psychischen Störungen oder Erkrankungen leiden, Probleme mit dem Rücken oder den Knien haben, sollten Sie sich vor Übungsbeginn vom Arzt beraten lassen. Yoga kann eine sehr hilfreiche und wirksam lindernde Begleitmaßnahme sein.

Trainingseinheiten: Knie und Hüfte

Der nachfolgende Yoga-Flow mobilisiert vor allem die Knie- und Hüftmuskulatur und die zugehörigen Gelenke. Die Stabilisierung und Kräftigung der Rückenmuskulatur, die Dehnung der Bauchmuskulatur, das Gefühl der Zentrierung des Körpers und die Schärfung der Konzentration stehen im Vordergrund.

- Los geht es in der entspannten „Toten" *(Shava)*-Haltung", mit locker seitlich und parallel liegenden Armen. Sie überlassen sich der beruhigenden Wirkung dieser Position, spüren Ihrer Atmung nach (sie wird feiner und flacher) und bemerken Ihre pulsierende Lebensenergie.

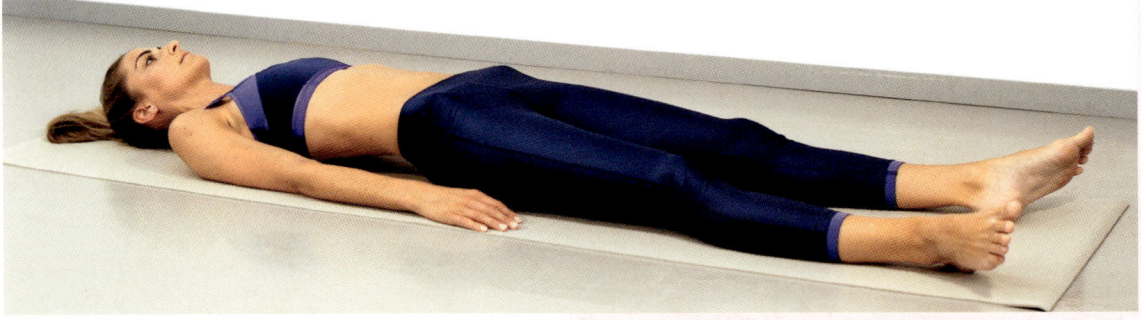

Yoga

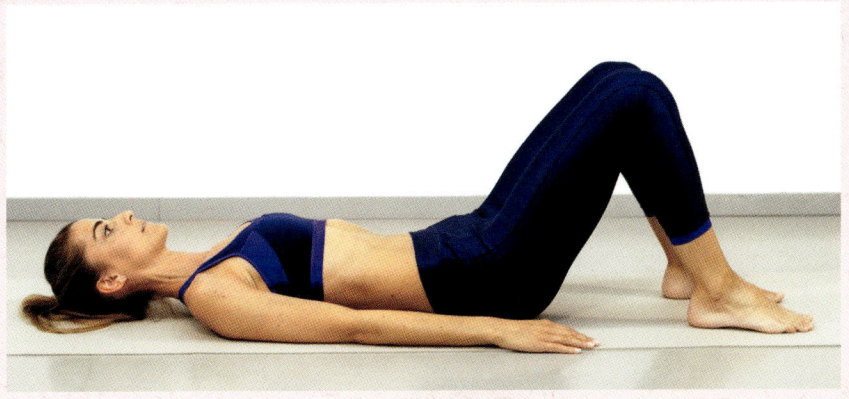

- Sie stellen die Beine parallel hüftbreit auf, Fußsohlen und Zehen haben Bodenkontakt. Schultern, Kopf und Nacken sowie die Arme mit den Handflächen liegen flach und gestreckt am Boden.

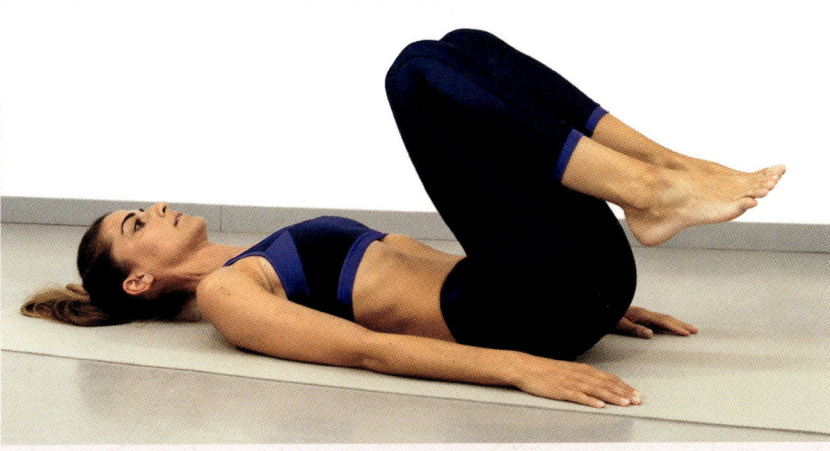

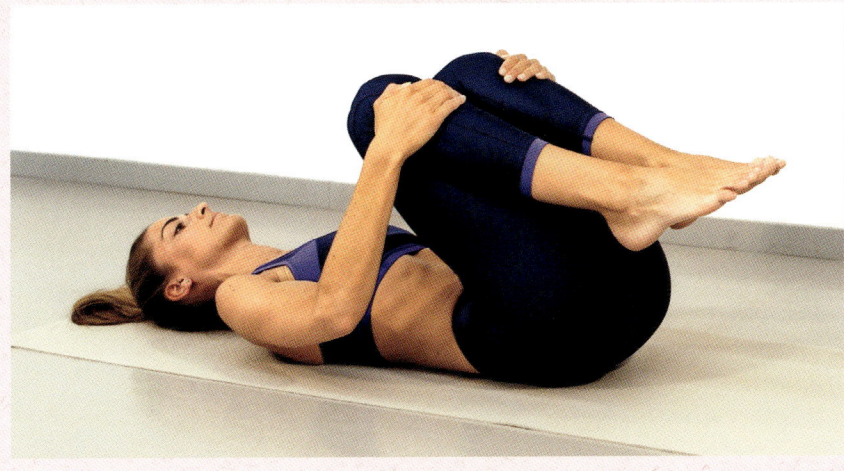

- Sie ziehen die Beine an den Rumpf heran und umfassen die Knie mit den Händen. Sie atmen entspannt aus und ein.

Stressabbau am Knorpel

- Sie strecken nun das rechte Bein durch, umfassen mit den Handflächen das angewinkelte, an den Körper herangezogene linke Knie und befinden sich in der Position des „vitalen Lebenshauchs" *(Eka Pada Apana)*. Der Körper bleibt flach ausgestreckt. Kopf und Hals sind lang ausgerichtet, die Augen geöffnet. Diese Position halten Sie bei ruhig fließender Ein- und Ausatmung.

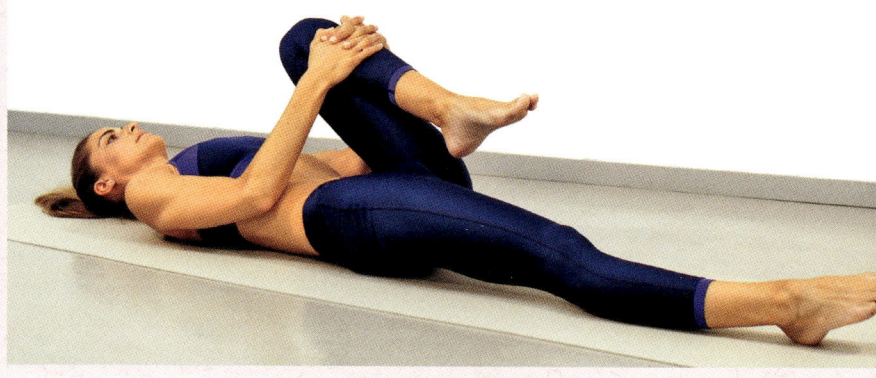

- Sie legen den gestreckten rechten Arm mit der Handfläche an die Außenseite des linken Knies.

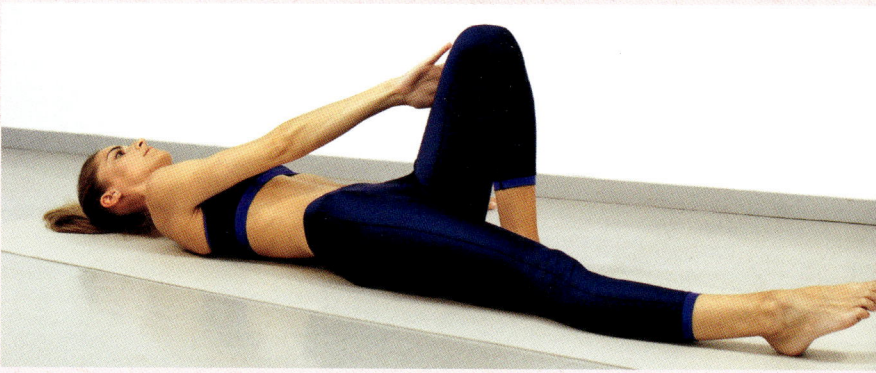

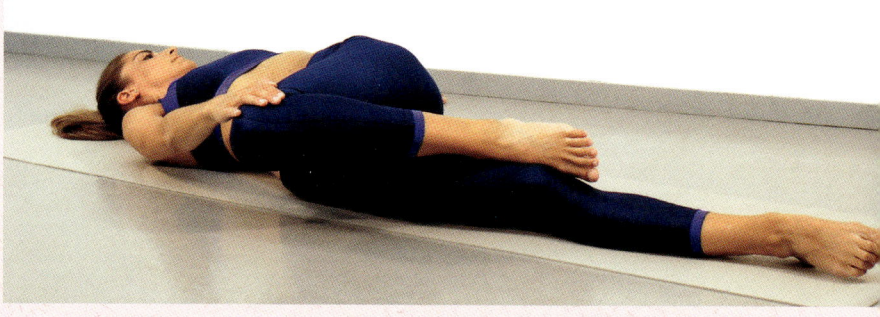

- Sie ziehen das abgewinkelte linke Bein im Hüftgelenk über das gestreckte rechte Bein. Schultern und Kopf behalten Bodenkontakt.

Diesen Bewegungsablauf wiederholen Sie mit dem abgewinkelten rechten Bein und dem gestreckten linken Bein.

Yoga

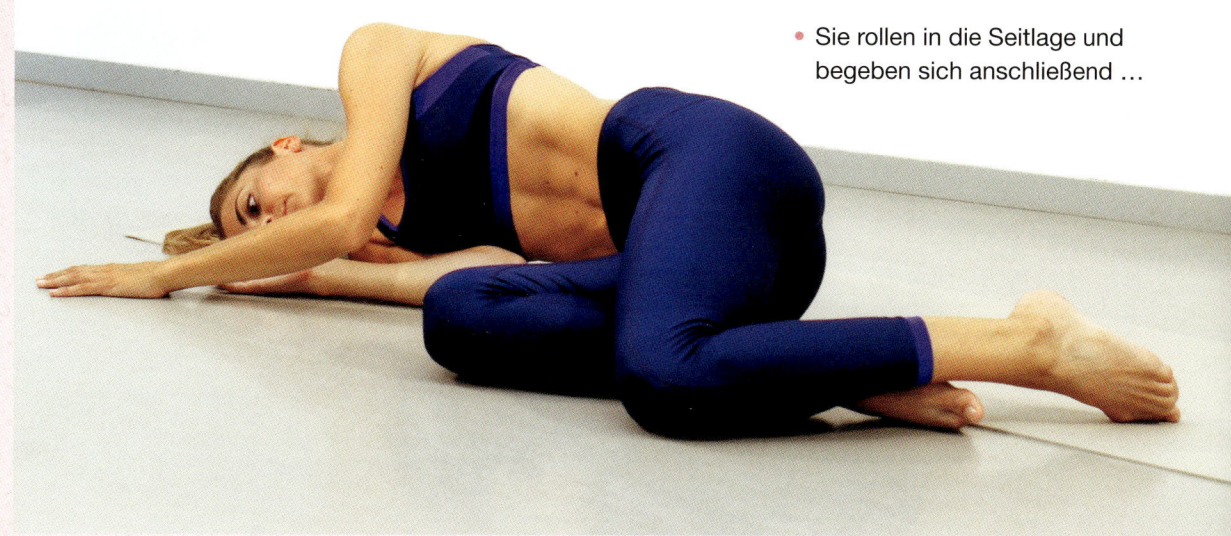

- Sie rollen in die Seitlage und begeben sich anschließend …

- … in den „Lotos"-Sitz, mit den Handflächen locker auf den Knien. Sie entspannen sich, meditieren, horchen in sich hinein und lassen alle Gedanken vorüberziehen.

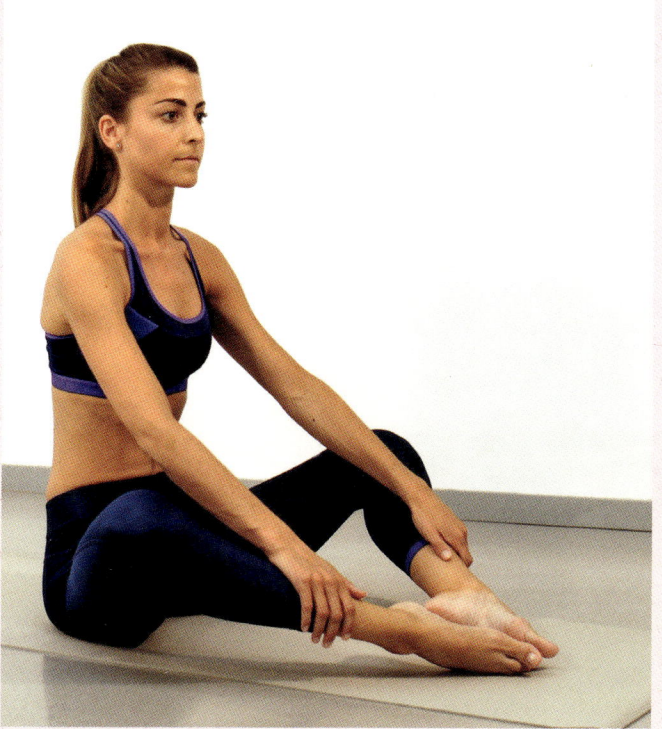

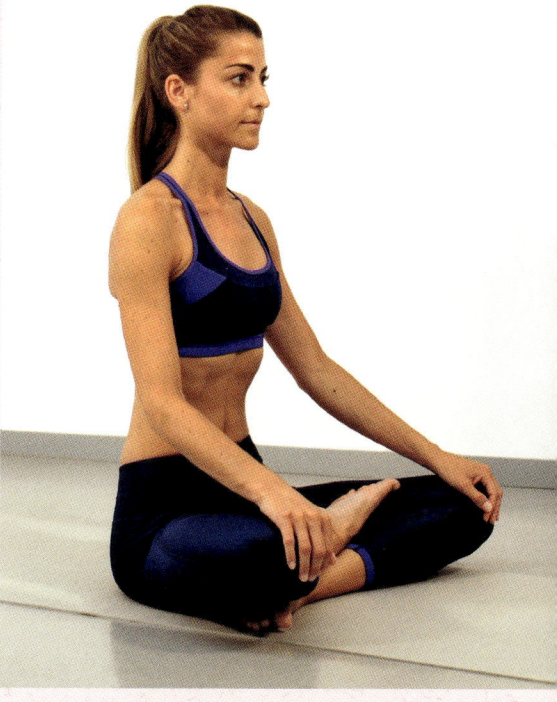

ERBSEN-MINZE-MUS AUF BLINIS

Zutaten für zwei Personen:

Für die Blinis:
2,5 g frische Hefe
80 ml Milch
50 g Dinkelmehl (oder Vollkornmehl)
25 g Buchweizenmehl
brauner Zucker (eine kleine „Sünde")
1 Ei
Salz
1 TL Butter (alternativ Kokosöl)

Für das Mus:
1 Minzestiel
1 Knoblauchzehe
75 g Erbsen (TK)
etwas Olivenöl
etwas Gemüsebrühe
Meersalz
Pfeffer

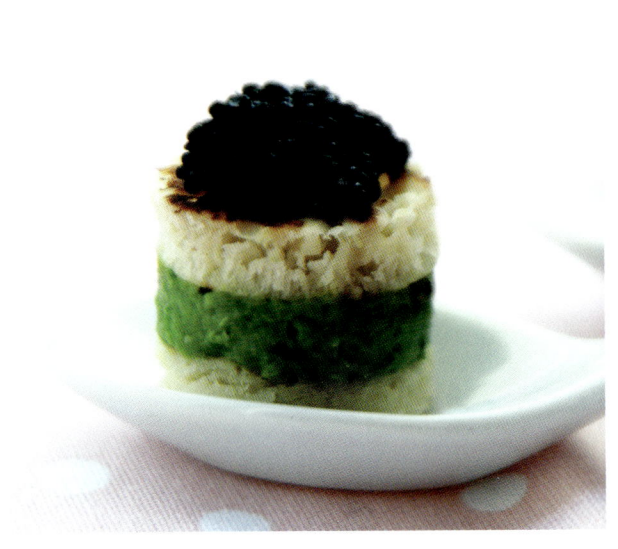

Zubereitung:
Für die Blinis die Hefe zerbröseln, mit lauwarmer Milch, 1 TL Mehl und einer Prise Zucker vermengen. Das Ganze abgedeckt etwa 15 Minuten aufgehen lassen. Währenddessen das restliche Mehl mit dem Ei und einer Prise Salz vermischen. Die Butter in einem Topf schmelzen und mit dem Teig vermengen. Die Hefemischung unterrühren, bis eine homogene Masse entsteht.
Butter oder Kokosöl in eine beschichtete, heiße Pfanne geben. Ein wenig Teig hineingeben – die Blinis sollten so klein wie möglich sein. Die Blinis wenden, wenn sich nach 2 bis 3 Minuten kleine Öffnungen an der Oberfläche zeigen, und auf der anderen Seite braten.
Für das Mus die Minze waschen und trocken schütteln, die Blättchen abzupfen und grob hacken. Den Knoblauch schälen und hacken. Knoblauch und Erbsen in etwas Olivenöl andünsten, einen Hauch Gemüsebrühe und Minze zugeben. Pürieren und mit Salz und Pfeffer abschmecken. Das Mus auf den Blinis anrichten und servieren.

Tipp: Ein Klecks Kaviar krönt Ihre Kreation!

LOUP DE MER JONA

Zutaten für zwei Personen:
2 küchenfertige Loup de mer (jeweils etwa 450 g)
Meersalz
Pfeffer
2 Knoblauchzehen
2 unbehandelte Limetten
8 Zweige Rosmarin
1 Bund Oregano
Olivenöl
1 Handvoll Oliven
1 Handvoll Walnüsse

Zubereitung:
Den Ofen auf 240 °C (Grill) vorheizen. Den Fisch abbrausen, trocken tupfen und seitlich einschneiden. Innen und außen mit Salz und Pfeffer würzen. Eine Knoblauchzehe schälen und in feine Scheiben schneiden. Die Limetten waschen, trocken reiben und in hauchdünne Scheiben schneiden. Beides in die Einschnitte am Fisch stecken.
Die Kräuter waschen, trocken schütteln und den Fisch damit füllen. Mit etwas Olivenöl beträufeln und 10 bis 12 Minuten im Ofen garen – ab und zu wenden.
Oliven und Walnüsse grob hacken. Den restlichen Knoblauch schälen und zerkleinern. Alles in einer heißen Pfanne mit Olivenöl scharf anbraten.
Die Fische aus dem Ofen nehmen, die Nuss-Oliven-Mischung darübergeben und servieren.

Tipp: Noch raffinierter schmeckt die Oliven-Walnuss-Mischung mit ein paar getrockneten Tomaten oder knusprigem Bacon.

Wer sich diesen Loup de mer gönnt, profitiert von einer bunten Mischung einfach und mehrfach ungesättigter Fettsäuren — Knorpelschutzstoff!

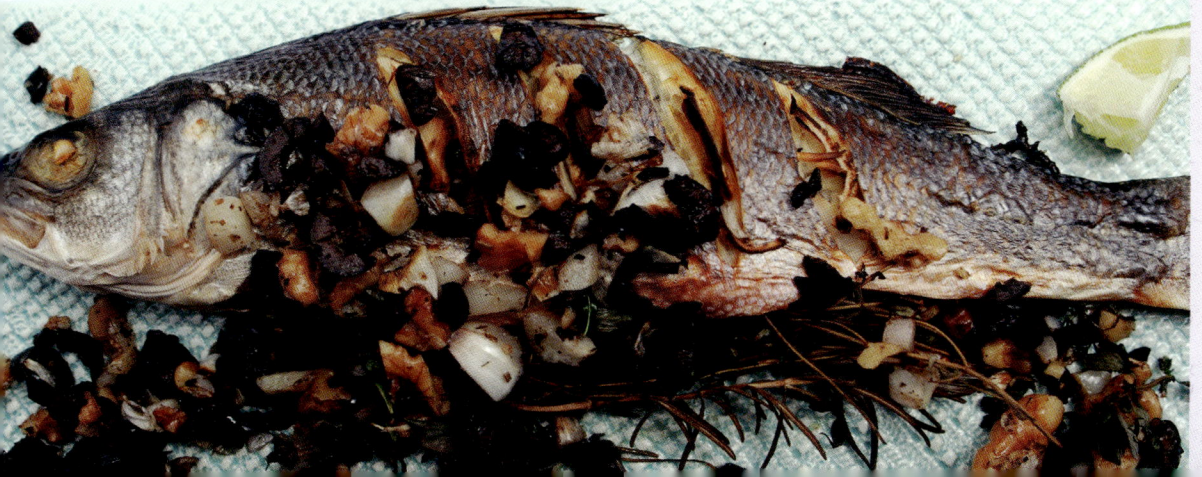

QIGONG

Qigong ist eine chinesische Meditations-, Konzentrations- und Bewegungsform zur Verbesserung der Koordination, zur Schärfung des Geistes und der Körperwahrnehmung. *Qi* (Chi) steht für Lebensenergie und *gong* für beständiges Üben. Gemäß dem Motto, dass es besser ist, Gesundheit zu erhalten, statt Krankheiten zu behandeln, gibt es im Qigong zahlreiche Übungsreihen, die stabilisierend wirken und einem Ungleichgewicht vorbeugen. Eine Qigong-Übung sollte mindestens zwei von sieben Komponenten enthalten: Anspannung und Entspannung der Muskulatur, Ruhe, Natürlichkeit, Bewegung, Atmung, Vorstellungsarbeit und Ton.

Eine Studie (2017) stellte unter anderem fest, dass 30–45 Minuten Training pro Tag über sechs bis acht Wochen zu Verbesserungen der körperlich-geistigen Fitness, zur Linderung von Schmerzen und zu erholsamem Schlaf beitragen. Die günstigen Wirkungen hielten bis zu sechs Monate an. Wer Qigong über Jahre praktiziert, profitiert von einer besseren Lebensqualität, auch bei Arthrose. Die Schulmedizin unterschätzt bislang solche Qigong-Wirkungen.

Insbesondere die nachfolgenden sanften Übungen des „Duftenden Qigong" können Gelenkschmerzen lindern.

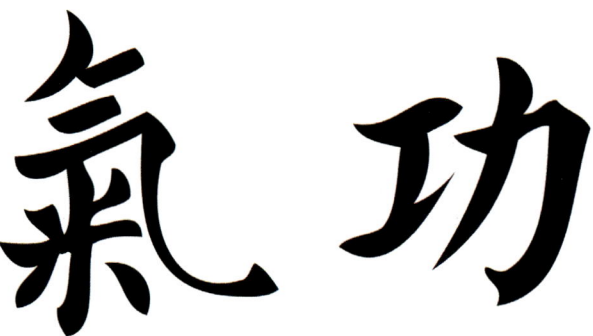

Trainingshinweise: Qigong

- Achten Sie auf langsame und fließende Bewegungen.
- Atmen Sie immer durch die Nase ein und aus.
- Üben Sie nicht 20 Minuten vor oder nach Mahlzeiten, während eines Gewitters, bei schlechtem Wetter (starker Wind, Regen, Nebel) oder an schmutzigen Orten. Ebenso wenig eignen sich Räume mit Klimaanlagen oder Ventilatoren.
- Sollten während des Ausführens der Übungen Körperreaktionen wie Gähnen, Schwitzen, Zittern, Tränenfluss, Aufstoßen oder Blähungen auftreten, müssen Sie sich keine Gedanken machen. Das ist gut und nützlich. Sie befreien Ihren Körper von angestauten Giften und Beschwerden.

Trainingseinheiten: Ellbogen

Ausgangsposition.
Sie stehen aufrecht und entspannt, die Füße parallel und schulterbreit. Auf Ihren Lippen zeichnet sich ein zufriedenes Lächeln ab. Sie blicken geradeaus und atmen gleichmäßig ein und aus. Die Arme sind rechtwinklig gebeugt und stehen parallel senkrecht zum Rumpf, die Handflächen weisen zueinander, die Fingerspitzen nach vorne. Rücken, Nacken und Kopf bleiben gerade aufgerichtet. Sie öffnen Ihre Unterarme im Ellbogengelenk, bis sie sich seitlich in einer Ebene mit dem Rumpf befinden. Achten Sie auf die Beibehaltung der rechtwinkligen Ellbogenbeugung – und wieder zurück zur Mitte vor der Brust. Sie führen diese Bewegungen 36 Mal aus. Die Übung lindert Beschwerden bei Tennisarm und schmerzhafter Schultersteife.

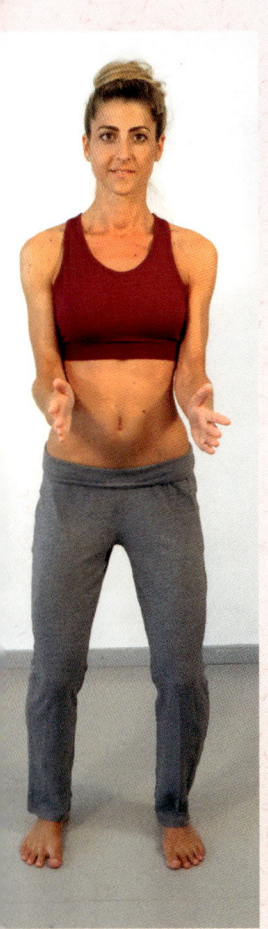

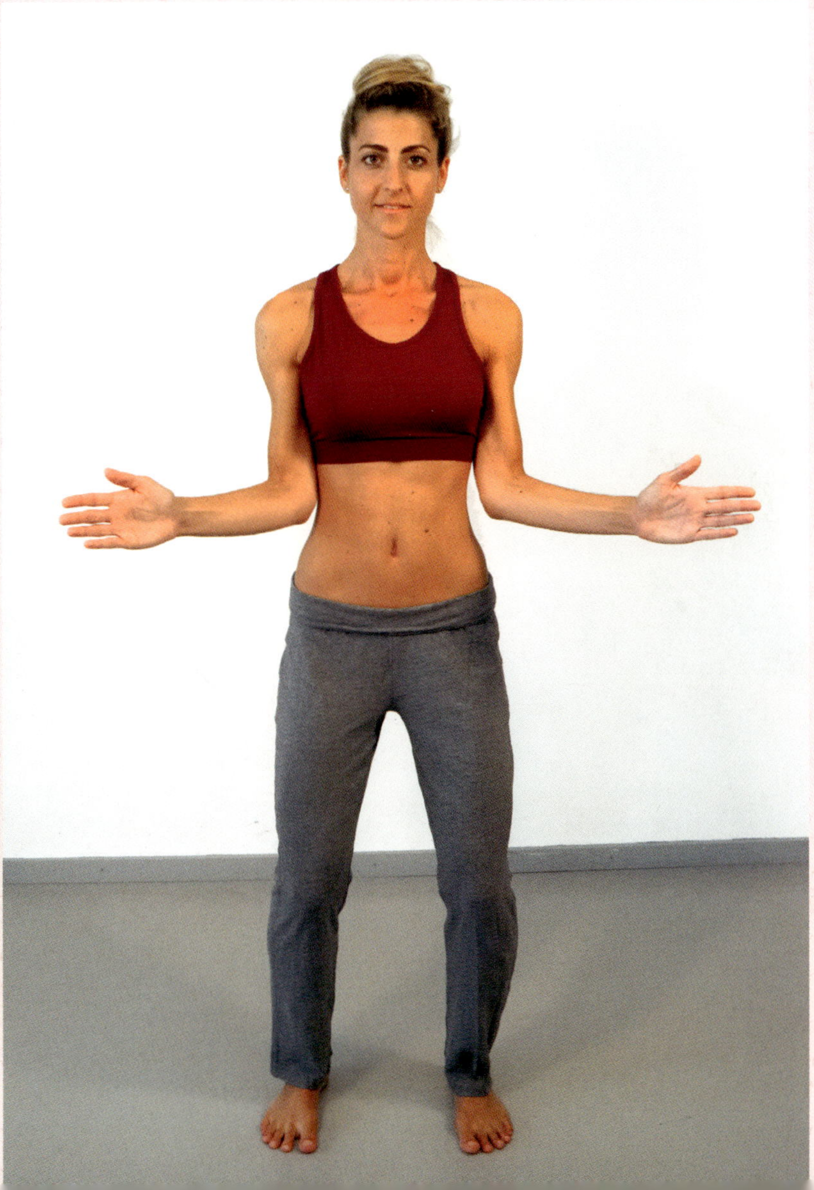

Stressabbau am Knorpel

Der Jade-Phoenix nickt mit dem Kopf.
Sie falten die Hände vor der Brust. Dabei bleibt zwischen den Fingern ein Hohlraum. Die Finger zeigen nach oben. Sie senken nun die Hände 36 Mal langsam nach unten und wieder zurück. Die Übung mobilisiert das Ellbogengelenk.

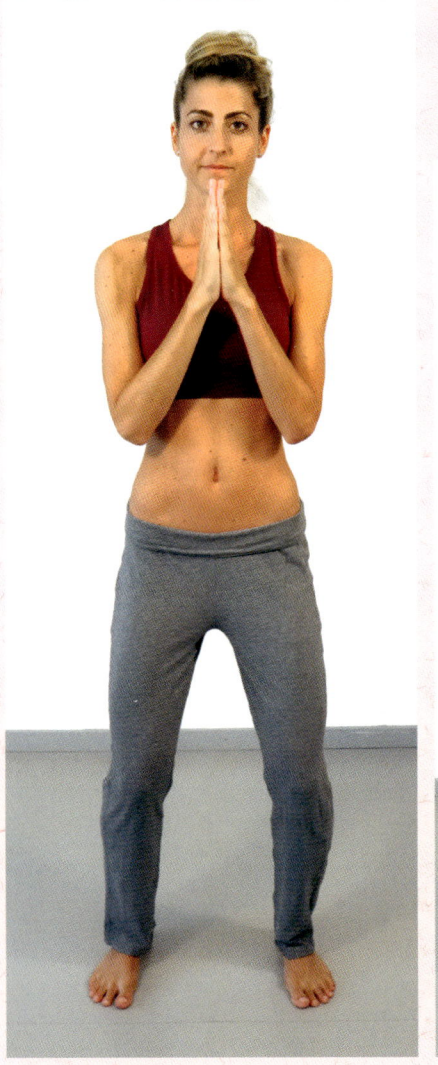
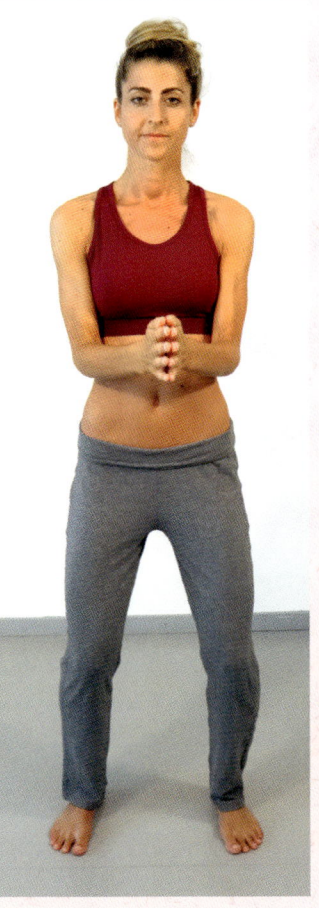
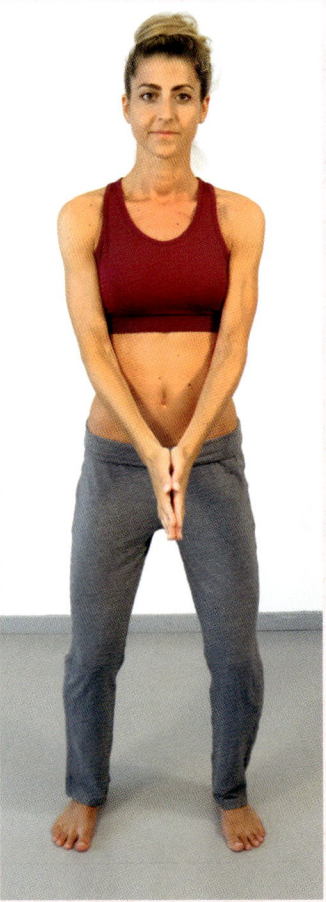

Qigong

Trainingseinheiten: Schulter und Ellbogen

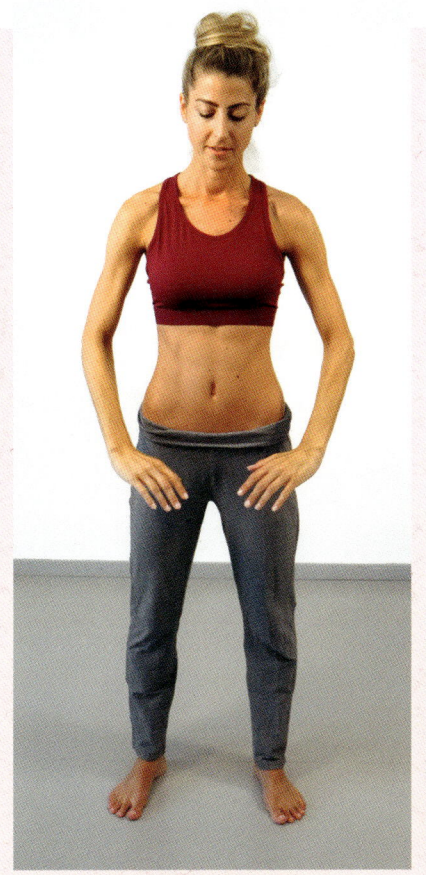
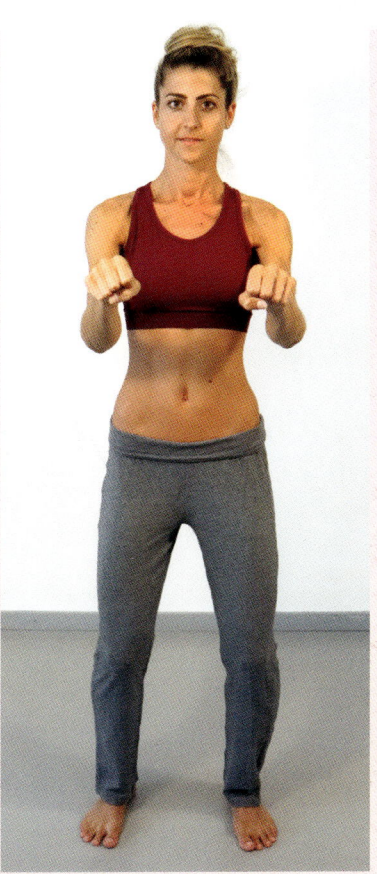
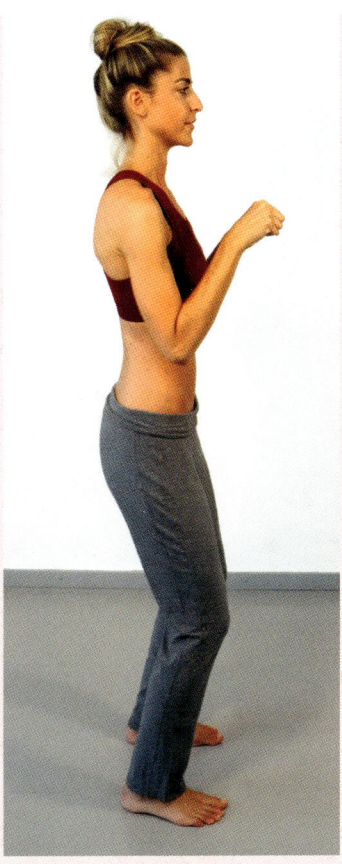

Die Ruder bewegen, um das Meer zu überqueren.
Ihre Handflächen sind zum Boden ausgerichtet, die Arme leicht angewinkelt. Halten Sie Ihre Hände auf Brusthöhe und greifen Sie nach unten. Ziehen Sie nun die Hände wie beim Rudern zum Körper. Sie wiederholen die Übung 36 Mal. Die Übung hilft besonders bei Beschwerden an der Hals- und Brustwirbelsäule, bei Ellbogen- und schmerzhaften Schultergelenksproblemen.

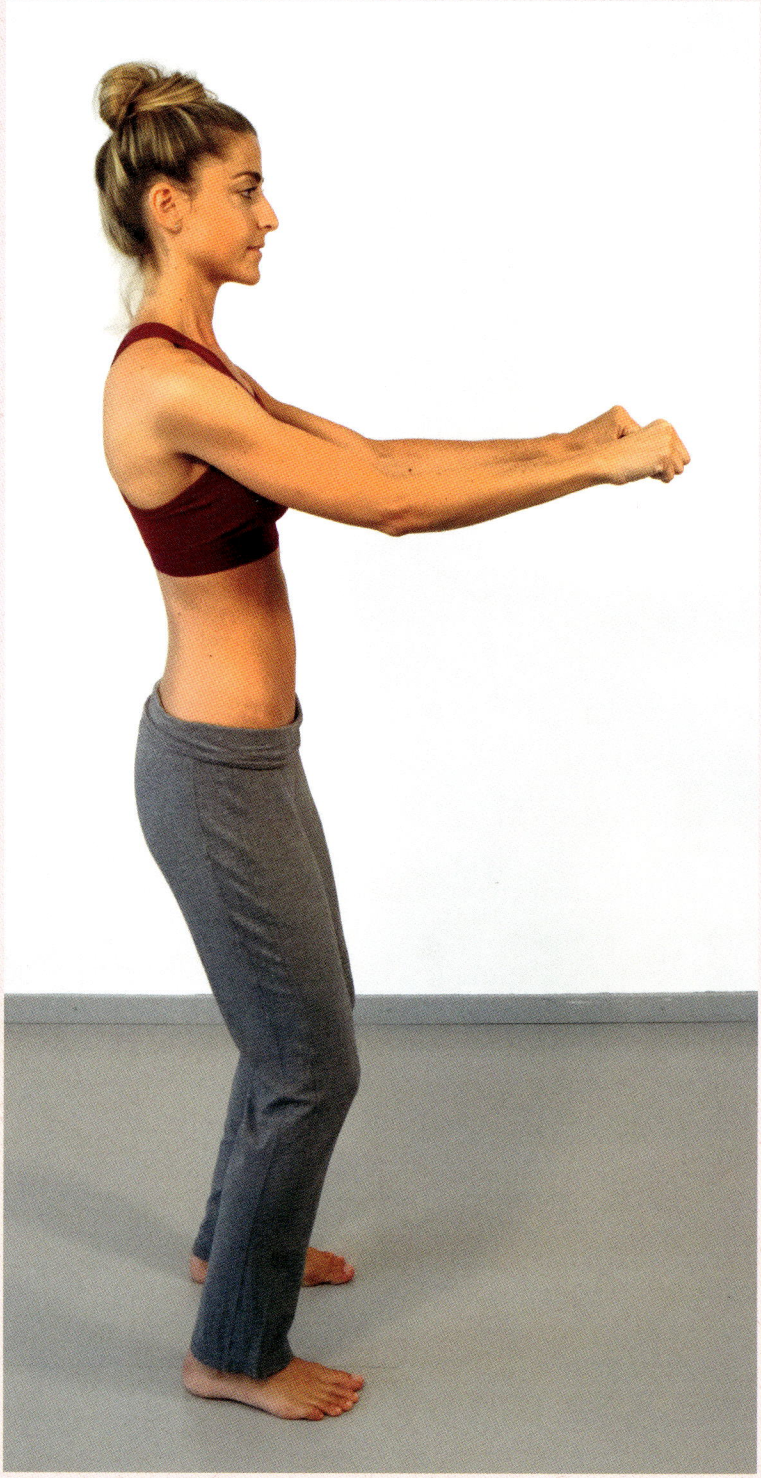

Stressabbau am Knorpel

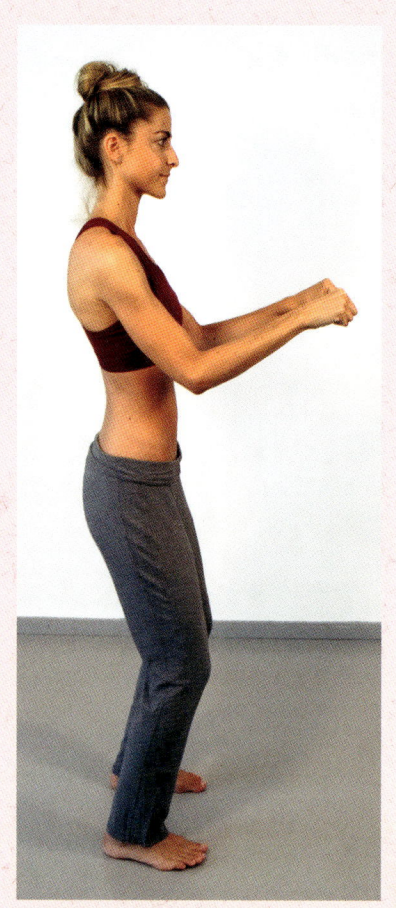

Die Hände kreuzend schwingen.
Sie strecken die Arme vor dem Rumpf nach unten und überkreuzen sie auf Höhe des Handgelenks. Der linke Arm liegt körpernah. Die Fingerspitzen zeigen auf den Boden. Sie öffnen die Arme in einer langsam fließenden Bewegung und überkreuzen sie anschließend wieder. Sie wiederholen die Übung 36 Mal. Die Übung mobilisiert die Schultern und Ellbogen und kann bei Gelenkbeschwerden hilfreich sein.

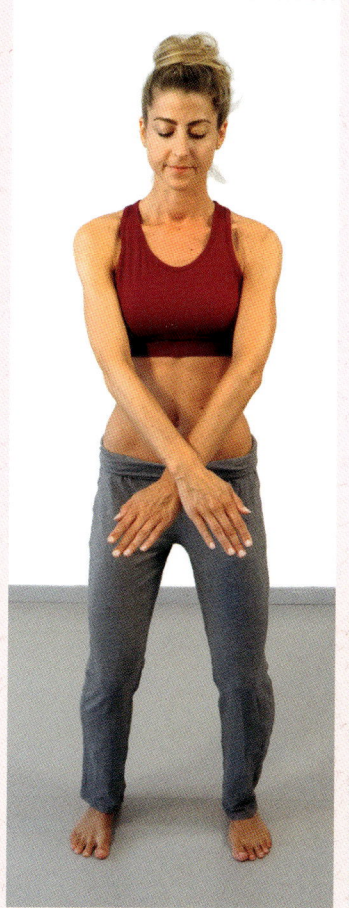
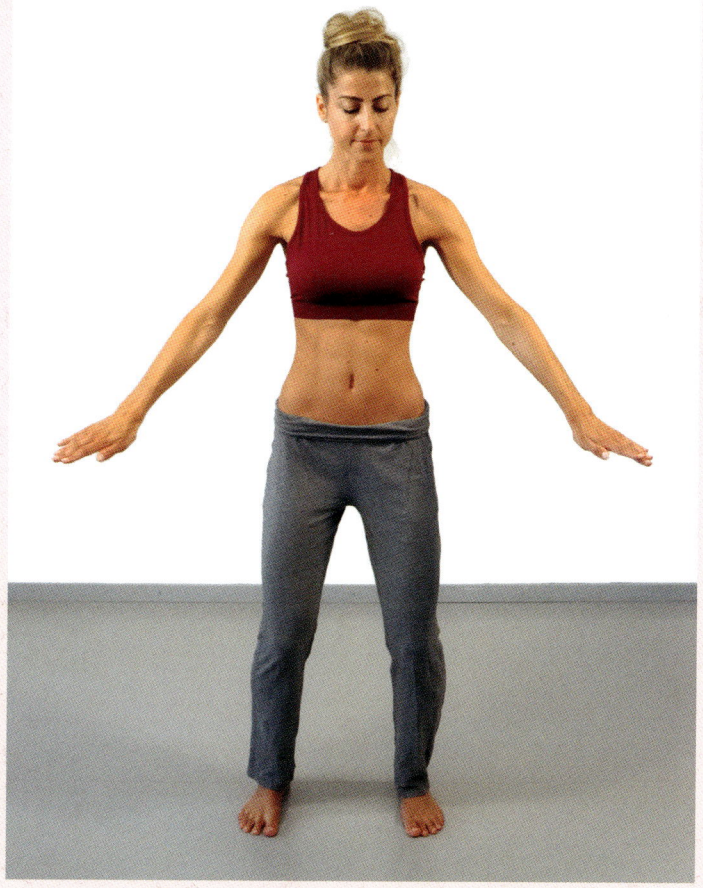

Stressabbau am Knorpel

Trainingseinheiten: Schulter

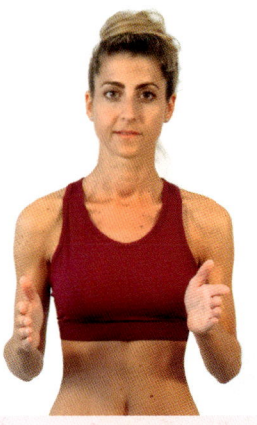 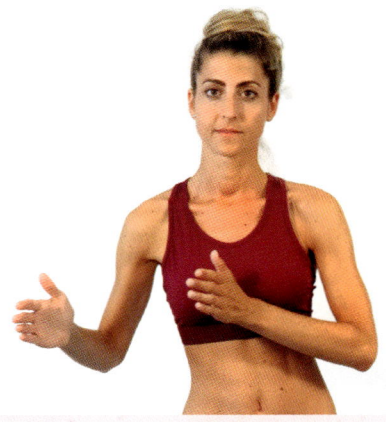 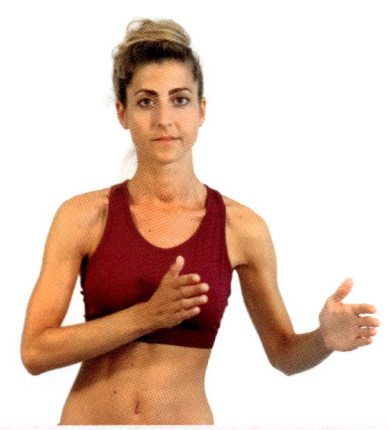

Lotusblätter wiegen sich im Wind.
Die Arme sind im Ellbogen rechtwinklig gebeugt und weisen parallel nach vorne. Die Handflächen zeigen zueinander (Abstand etwa 20 cm). Sie schwingen nun Ihre Hände abwechselnd nach links und rechts – wie Blätter, die sich im Wind wiegen. Dabei sind die Fingerspitzen nach vorne ausgerichtet. Sie wiederholen die Übung 36 Mal. Diese Übung lindert Schulter- und Nackenbeschwerden.

Trainingseinheiten: Brustwirbelsäule und Schulter

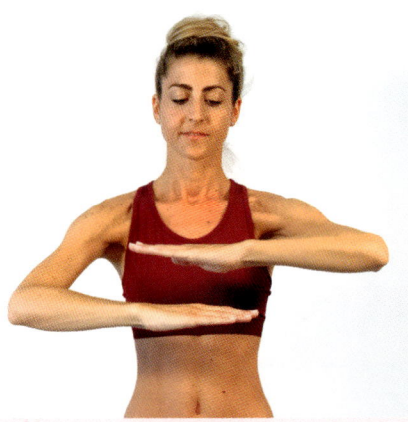 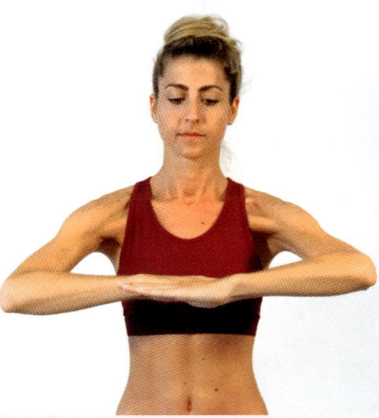 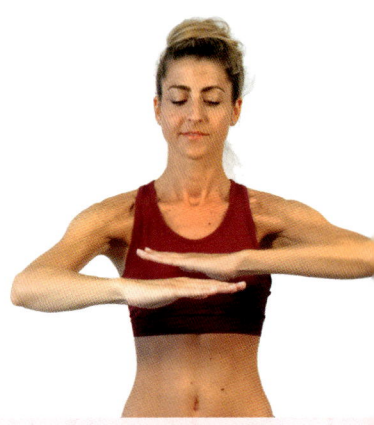

Das Rad des Dharma dreht sich immer.
Ihre Handflächen sind nach unten gerichtet, die rechte Hand in Brusthöhe. Zehn Zentimeter darunter positionieren Sie die linke Hand. Bewegen Sie nun beide Hände elliptisch, indem Sie in kreisender Bewegung abwechselnd eine Hand vor die andere bringen. Sie wiederholen die Übung 36 Mal. Diese Übung lindert Schulter- und Brustwirbelsäulenbeschwerden.

Qigong

Trainingseinheiten: Abschlussübung

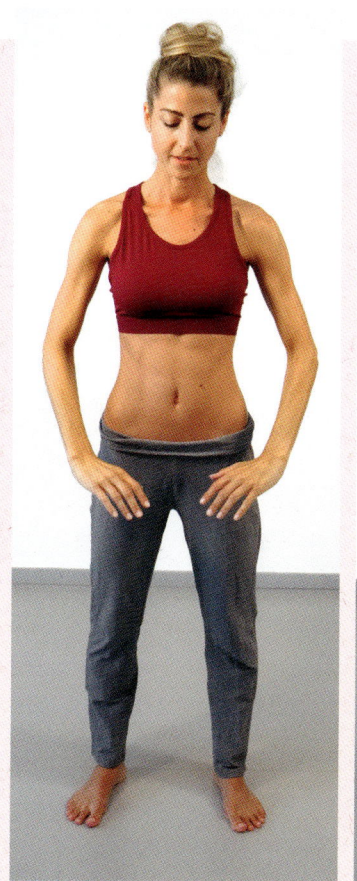
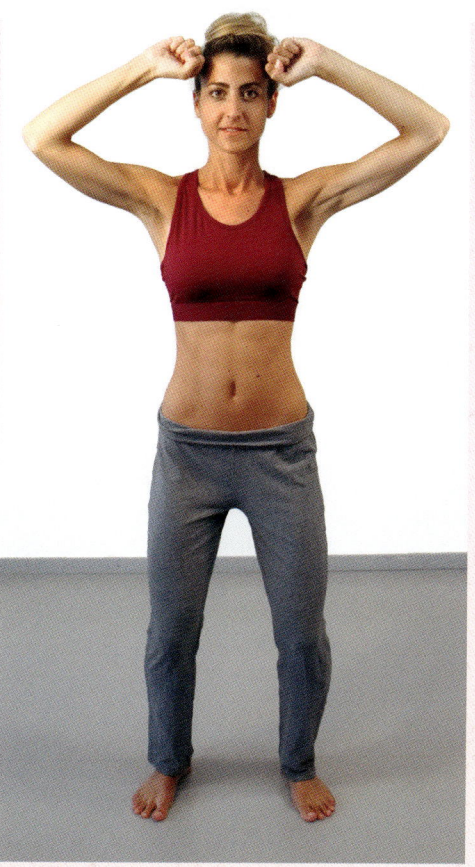
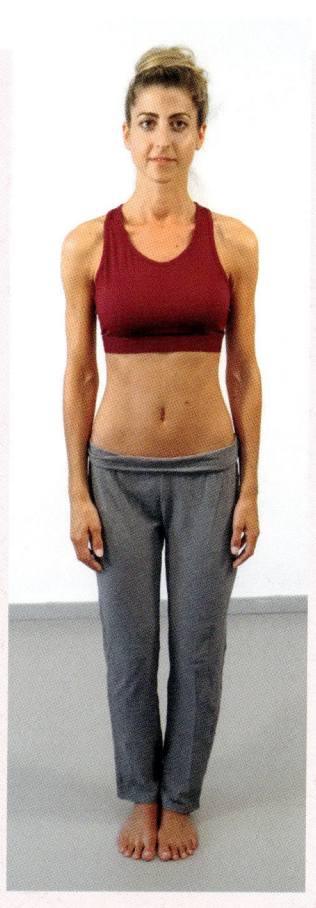

Sie sollten Qigong (eine oder mehrere Übungen) immer mit der Abschlussübung beenden: Sie schließt den Fluss der Qi-Energie. Sie senken die Hände und ballen sie zu lockeren Fäusten. Anschließend winkeln Sie die Arme an und heben die Fäuste auf Kopf-Schulter-Höhe. Sie atmen durch die Nase ein. Mit der Ausatmung durch den Mund senken Sie die Fäuste und strecken die Finger. Zu guter Letzt reiben Sie die Hände aneinander und „waschen" sich das Gesicht mit Ihren Händen.

Stressabbau am Knorpel

Trainingseinheiten: Schulterschmerz lindern

- Nehmen Sie die Ausgangsposition ein (siehe S. 61). Sie sind ganz ruhig. Die Zunge berührt das Gaumendach. Die gebeugten Knie sind wie die Füße leicht auswärts gedreht.
- Sie befinden sich in einer Haltung wie beim Reiten. Sie ballen die Hände zur Faust und heben die Arme auf gleicher Höhe langsam an. Dann lassen Sie mit tiefer Einatmung die Arme langsam sinken.
- Sie falten die Hände wie zum Gebet. Dann drehen Sie die Handflächen nach außen und strecken mit der Ausatmung die Finger durch. Nun heben Sie mit dieser Handhaltung die Hände so weit wie möglich nach oben und atmen dabei tief ein und langsam aus.
- Sie schwingen mit den Händen und heben dabei abwechselnd den rechten und linken Fuß an. Sie wiederholen diese Übung 24 Mal.

Trainingseinheiten: Knie

- Sie stehen locker aufrecht, die Füße schulterbreit. Die Arme hängen locker seitlich herab. Ihr Blick geht nach vorne. Sie lächeln.
- Sie schließen nun Ihre Füße und beugen den Oberkörper leicht nach vorne, bis die Handflächen auf den Knien zu liegen kommen, und stützen sich dort auf. Die Knie berühren sich. Achten Sie auf einen geraden Rücken.
- Lassen Sie die Knie langsam in kleinen Bewegungen im Uhrzeigersinn kreisen, anschließend gegen den Uhrzeigersinn, jeweils etwa 15 Mal.
- Nun stellen Sie die Füße schulterbreit auf. Die Knie berühren sich nicht mehr und kreisen langsam im Uhrzeigersinn, anschließend in der Gegenrichtung – jeweils etwa 15 Mal.
- Nehmen Sie die Ausgangsposition ein und halten diese einen Moment. Sie konzentrieren sich auf Ihre Atmung und Ihre Knie.

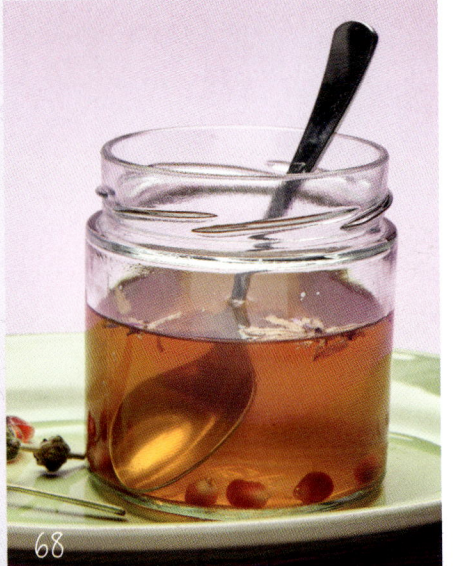

TEE TRICOLOR

Zutaten für zwei Personen:
1 EL Grüntee
400 ml kochendes Wasser
6 EL Granatapfelsaft
2 EL Granatapfelkerne
1 EL Lavendelblüten

Zubereitung:
Den Grüntee 4 Minuten in heißem Wasser ziehen lassen. Granatapfelsaft, Granatapfelkerne und Lavendelblüten hinzufügen. Sofort genießen.

TAI-CHI

Tai-Chi ist ursprünglich Kampfkunst – eine „innere" Kampfkunst, auch „Schattenboxen" genannt. Wer den „Wind wahrnehmen", belastbarer und gelassener werden möchte, sollte Tai-Chi ausprobieren. Die langsam fließenden Körperbewegungen verleihen der Zeit eine andere Qualität. Der „Gegner" ist die eigene Stress- oder auch Schmerzproblematik. Wenn Sie sich für einen Tai-Chi-Kurs entscheiden, folgen Sie einem Meister, der Sie zu motivieren sucht und Ihnen über die Übungen hinaus viele nützliche Lebensweisheiten vermittelt. Tai-Chi wird von den Krankenkassen bezuschusst.

In Tai-Chi-Schulen sind verschiedene Übungsstile, auch kombiniert mit Qigong, im Angebot.

In fließenden Bewegungsabläufen erleben Sie ein ganz neues Körpergefühl, Erfrischung und Kräftigung. Die Ausführung der Form kann von wenigen Minuten bis zu eineinhalb Stunden dauern, je nach Anzahl der einzelnen Elemente und der Geschwindigkeit der Ausführung.

Tai-Chi/Qigong eignet sich hervorragend dazu, die bewusste Körperwahrnehmung zu schulen und sich eine stabile sensomotorische Balance anzueignen – ein wichtiges Element der Gelenkbeweglichkeit. Eine Studie zeigte, dass mehr als 80 Prozent der Teilnehmer durch Tai-Chi von verbesserter Beweglichkeit profitierten.

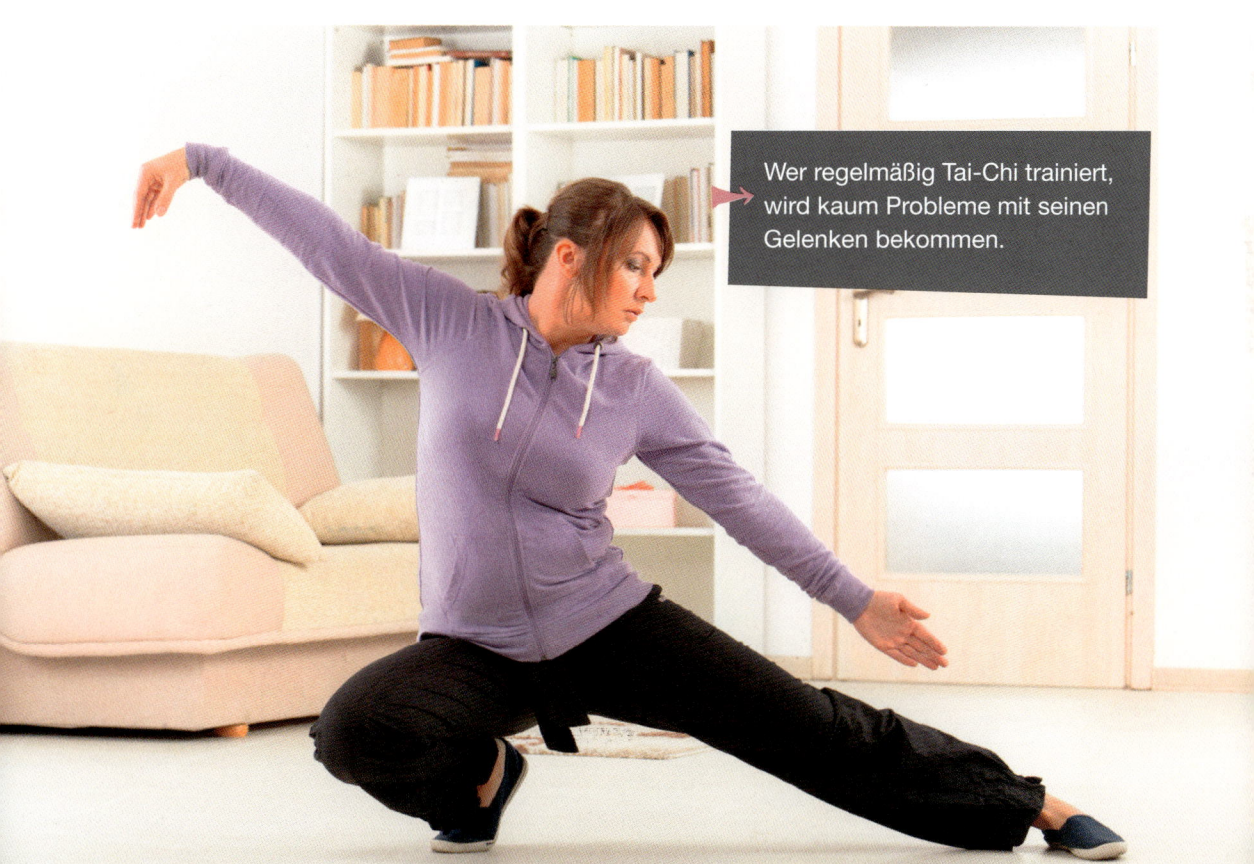

Wer regelmäßig Tai-Chi trainiert, wird kaum Probleme mit seinen Gelenken bekommen.

LÖWENZAHN MIT HÜHNCHEN UND FEIGE

Zutaten für zwei Personen:
2 Hähnchenbrustfilets
6 EL Olivenöl
75 g Löwenzahn
1 Birne
2 Feigen
3 EL dunkler Balsamico
Meersalz
Pfeffer

Zubereitung:
Die Hähnchenbrust waschen, trocken tupfen und in 2 Esslöffeln Olivenöl scharf anbraten. Den Löwenzahn waschen und trocken schütteln. Die Birne waschen, entkernen und würfeln. Die Feigen waschen, vorsichtig trocken tupfen und in der Mitte kreuzweise einschneiden. Alles auf 2 Tellern anrichten.
Anschließend für das Dressing den Balsamico mit dem restlichen Olivenöl, Salz und Pfeffer mischen und über den Salat träufeln.

Tipp: Feingeriebener Parmesan macht sich hervorragend auf diesem delikaten Salat.

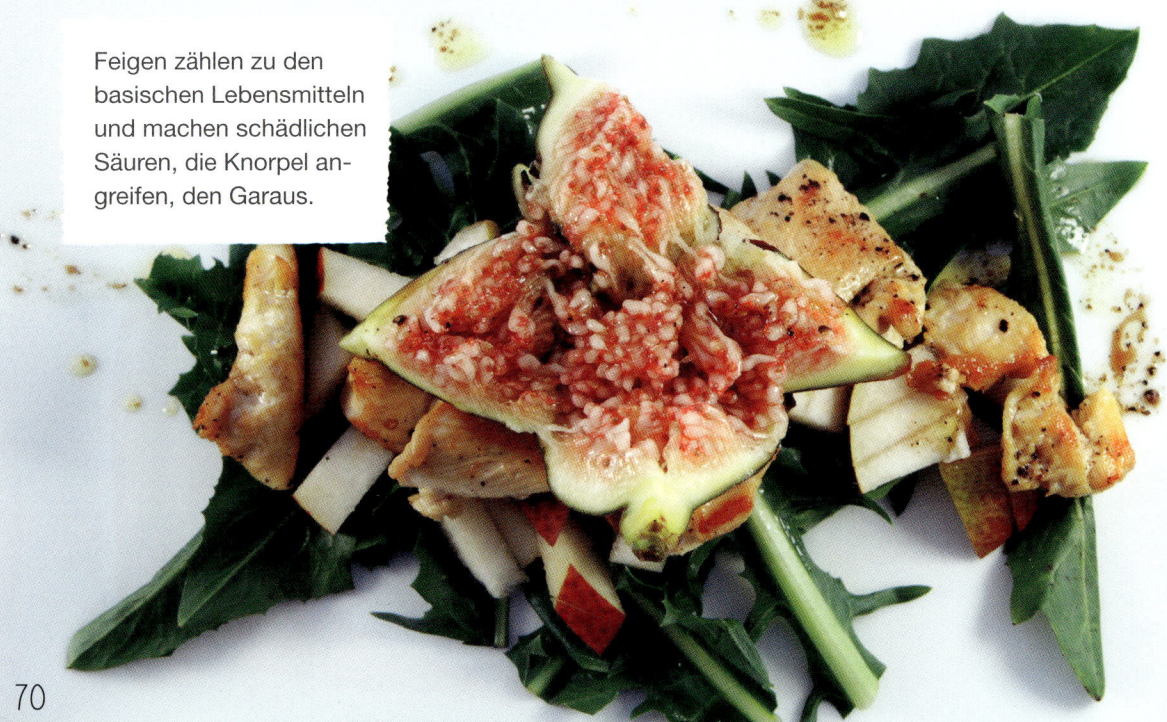

Feigen zählen zu den basischen Lebensmitteln und machen schädlichen Säuren, die Knorpel angreifen, den Garaus.

KÖNIGSKRABBE IM ORANGENNEST

Zutaten:
250 g Krabbenfleisch
2 Orangen
10 Shiso-Blätter
1 rote Chilischote
1 Limette
etwas Olivenöl
Meersalz
Pfeffer

Zubereitung:
Das Krabbenfleisch etwa 4 Minuten garen und beiseitestellen. Die Orangen schälen und in Scheiben schneiden. Den Shiso waschen und trocken schütteln. Beides nestartig auf einem Teller anrichten.
Die Chili halbieren, die Kerne und weißen Häutchen entfernen und die Chili in feine Streifen schneiden. Für die Marinade die Limette auspressen. Olivenöl zum Saft hinzugeben und mit Salz und Pfeffer würzen.
Das Krabbenfleisch in die Marinade geben, die Chilistreifen hinzufügen und alles vorsichtig durchmischen. Den Krabbensalat anschließend auf dem Shiso-Orangennest anrichten.

Tipp: Wenn Sie ganze Krabben kaufen, garen Sie sie etwa 4 Minuten in Wasser. An das delikate Fleisch kommen Sie, wenn Sie den Panzer an den Gelenken mit einem großen Messer durchtrennen und dann die Außenkanten längs mit einer stabilen Haushaltsschere aufschneiden. Etwas mühsam, aber es lohnt sich!

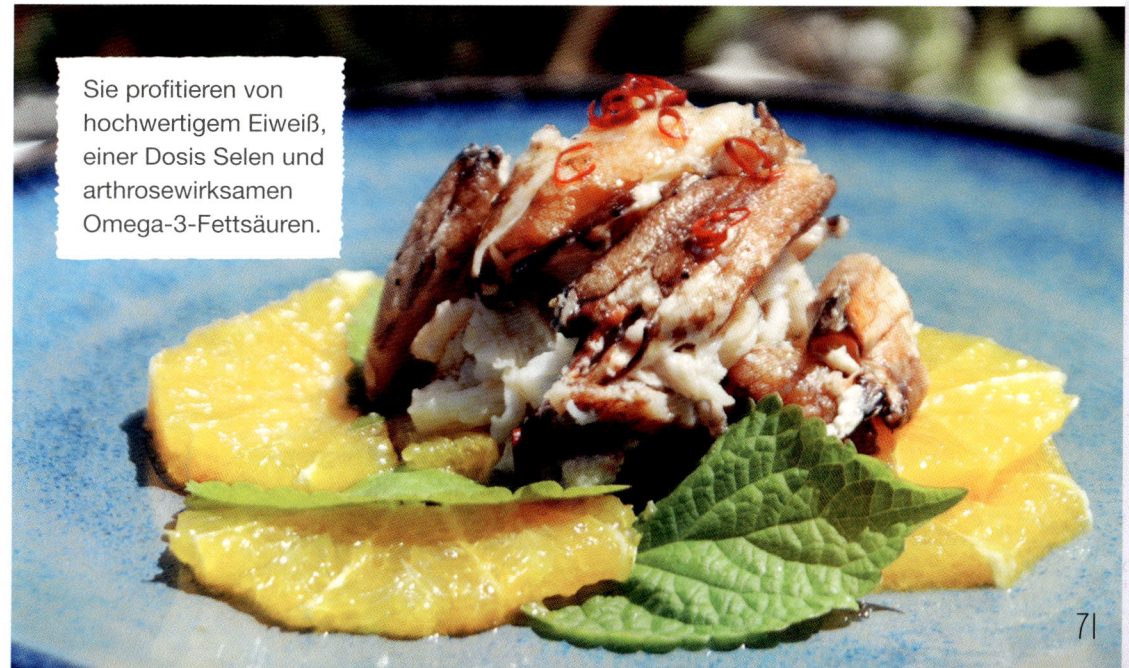

Sie profitieren von hochwertigem Eiweiß, einer Dosis Selen und arthrosewirksamen Omega-3-Fettsäuren.

STRESSKILLER: KONZENTRATION UND ENTSPANNUNG

Arthrose verursacht Stress – Stress für Gelenke und Stress im Kopf. Konzentrations-/Entspannungsverfahren vertrauen auf die „Macht des Geistes". Bei chronischen Schmerzen sind Defizite vorprogrammiert. Konzentrationstraining, vor allem in Verbindung mit Bewegung (progressive Muskelrelaxation, Feldenkrais), wirkt sehr gut auf Ihre Grundbefindlichkeit und hat sich zum Abbau von Stress bewährt. Ihr Selbstvertrauen wird gestärkt und Sie fühlen sich geistig erfrischt. Sehr empfehlenswert ist auch die positiv gerichtete Selbsthypnose (Autogenes Training).

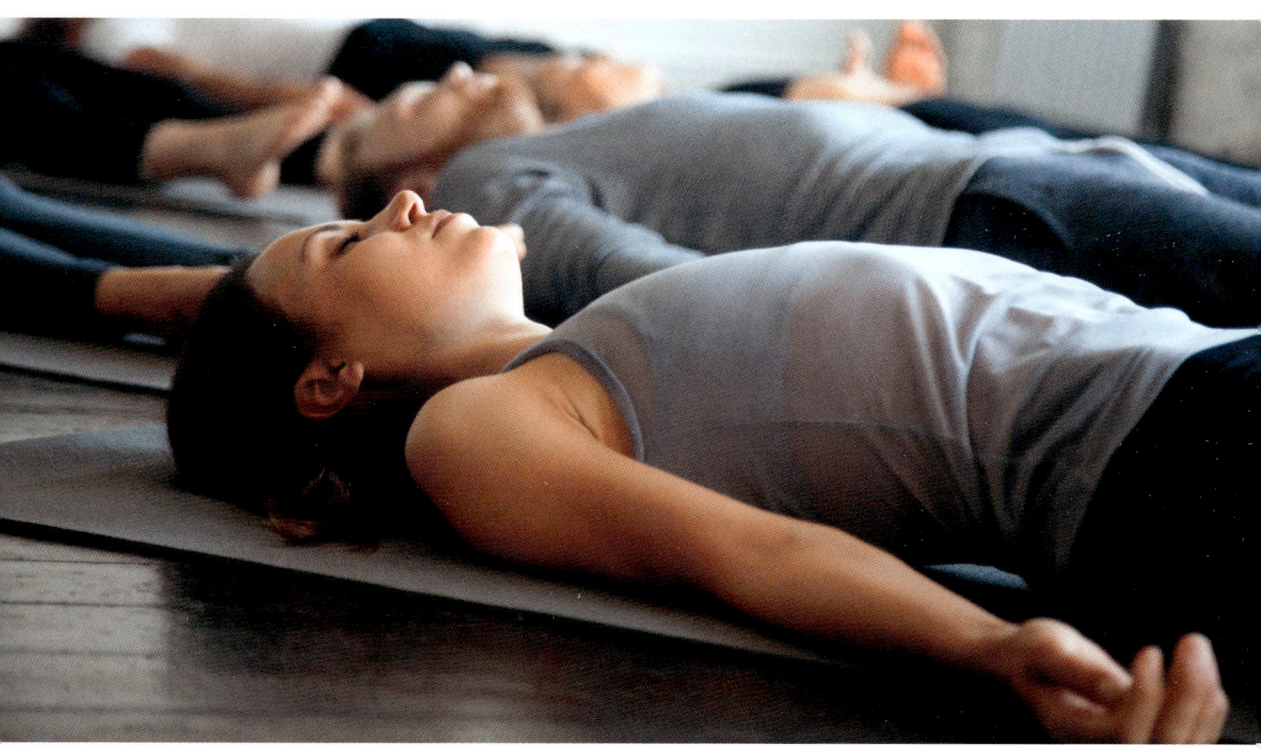

PROGRESSIVE MUSKELRELAXATION

Die Tiefenmuskelentspannung nach Edmund Jacobson (1888–1983), einem amerikanischen Arzt und Physiologen, ist auch als Progressive Muskelrelaxation (PMR) bekannt. Durch gezielte Aktivierung und Anspannung von Muskelpartien soll eine wirksame Entspannung erzielt werden. Der Wechsel zwischen Konzentration, Spannung und Entspannung verbessert auch die Körperwahrnehmung. Mit zunehmender Übung lernen Sie, mit Ihrer Muskulatur zu arbeiten und sie bewusst zu entspannen. Ist ein verspannter Muskel erst einmal gelockert, bessern sich häufig auch körperliche Beschwerden und psychische Stresszustände. Wer körperlich gesund,

Progressive Muskelrelaxation

aber öfters müde und erschöpft ist, regeneriert mit PMR. Da PMR Bewegungselemente enthält, wird es auch zur Vorbeugung von Arthrose empfohlen.

Die Übungen können überall durchgeführt werden – zu Hause, unterwegs oder am Arbeitsplatz. Wichtig ist, dass die Muskeln bewusst angespannt werden, wobei die nachfolgende Entspannungsphase deutlich länger sein sollte. Achten Sie auf alle Empfindungen während der PMR. Mit etwas Übung spüren Sie das Gefühl des Loslassens und der Leichtigkeit.

In welcher Reihenfolge die Übungen ausgeführt werden, bleibt Ihnen überlassen – von rechts nach links oder von oben nach unten. Entscheiden Sie sich irgendwann für eine bestimmte Abfolge von Übungen. Das vereinfacht das Training. Wichtig ist, dass Sie locker liegen oder sitzen. Im Sitzen achten Sie darauf, dass Sie hinten abgestützt sind, möglichst auch am Kopf. Die Arme liegen locker auf den Oberschenkeln oder den Armlehnen des Stuhls/Sessels. Beide Beine stehen angewinkelt auf dem Boden. Die Augen sind geschlossen.

PMR eignet sich gut dafür, es gezielt in Stresssituationen einzusetzen. Progressive Muskelentspannung kann in einer Übungsgruppe oder im Selbststudium erlernt werden.

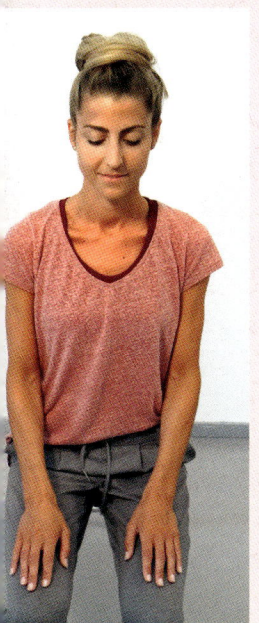
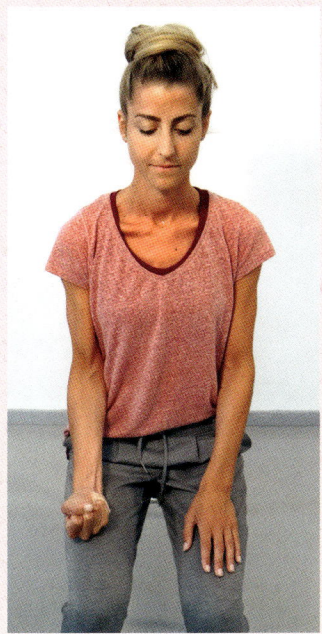

Stellen Sie sich in eine leichte Sitzposition oder setzen Sie sich entspannt auf einen Stuhl/Hocker. Sie spannen am Oberarm bewusst den Bizeps an.

Trainingseinheit: PMR

- Sie starten mit der rechten Hand. Sie ballen sie zur Faust und halten die Spannung etwa 10 Sekunden – nicht verkrampfen! Atmen Sie gleichmäßig weiter. Sie konzentrieren sich auf Ihre Faust, wie sie sich in diesem Zustand anfühlt.
- Nach 10 Sekunden lösen Sie die Spannung, spüren nach und ruhen sich 30 Sekunden aus. Sie genießen die Lockerung, die Wärme und Entspannung.
- Dann folgt die nächste Muskelgruppe.
- Am Ende sollten Sie sich von Kopf bis Fuß entspannt fühlen.
- Die Übungen können mehrmals wiederholt werden, je nachdem, wie viel Zeit Sie sich nehmen.
- Üblicherweise wird die Muskelentspannung mit einem Signal des Erwachens abgeschlossen: Sie strecken sich und bewegen die Arme, atmen tief durch und öffnen die Augen – ein belebendes Gefühl.
- Wer nach einer PMR schlafen will, lässt die Augen geschlossen und bleibt ruhig liegen.

FELDENKRAIS

Moshé Feldenkrais (1904–1984), Erfinder der gleichnamigen Methode, war vielfach ausgezeichneter Physiker, Mathematiker und Judomeister. Er erarbeitete ein System, das sich mit den grundsätzlichen Fragen der Bewegung befasst: Wie ist es möglich, Leichtigkeit in der Bewegung zu erreichen ohne Muskelverkrampfung? Wie funktioniert die neuromuskuläre Koordination?

Feldenkrais beeinflusst über Körperbewegungen das Nervensystem. Gelernte Bewegungsmuster werden erkannt, verändert und erweitert. Es ist eine neurophysiologisch orientierte Methode, die die Körperwahrnehmung (*body awareness*) schulen soll. Die Bewegungen der Feldenkrais-Methode (Lektionen) werden häufig in Liegeposition ausgeführt und kommen in den bekannten Bewegungstherapien nicht vor.

Bei diesem sensomotorischen Lernprozess geht es um eine „Umprogrammierung" durch Vorstellungs- und (in minimalem Umfang) Bewegungsarbeit. Sie nutzen das erworbene Wissen im Alltag, im Beruf und in der Freizeit, um Muskelverspannungen, Gelenkproblemen und nicht erklärbaren Schmerzzuständen oder anderen Beschwerden vorzubeugen. Feldenkrais wird von zertifizierten Therapeuten angeboten. Die Kosten der Feldenkrais-Therapie tragen Sie selbst.

> **Feldenkrais-Komponenten**
> - *Awareness through Movement* (ATM) findet in der Gruppe statt.
> - Funktionale Integration (FI) ist Einzelarbeit.

AUTOGENES TRAINING

Das Autogene Training (AT) ist eine auf Selbsthypnose (Autosuggestion) beruhende Entspannungsmethode. Der Begriff „autogen" ist dem Griechischen entlehnt und bedeutet sinngemäß „selbst erzeugt". Der Berliner Psychiater Johannes Heinrich Schultz (1884–1970) entwickelte AT aus der Hypnose und stellte es erstmals 1926 vor. Das Autogene Training ist weltweit als Entspannungsmethode und psychotherapeutisches Verfahren anerkannt.

Im AT erreichen Sie den Zustand der konzentrativen Selbstentspannung durch regelmäßige Konzentrationsübungen in Entspannungshaltung (Liegen oder Sitzen). Die Grundstufe umfasst Übungen zur Muskel- und Gefäßentspannung sowie Organübungen, die Herz und Atmung betreffen. Im Übungsverlauf kommt es zur beruhigend wirkenden „vegetativen Umschaltung", die sich von den Gliedmaßen ausgehend über den ganzen Körper ausbreitet (Generalisierung). Dies ist gerade bei Schmerzproblemen eine erwünschte Wirkung. Eine Übung dauert anfangs etwa drei Minuten. Regelmäßiges Training (zwei bis drei Mal täglich) wird empfohlen. AT kann überall und jederzeit zur Selbstentspannung eingesetzt werden. Die Grundstufe ist die am häufigsten praktizierte AT-Form. In der Mittelstufe werden Vorsatzformeln eingebaut, beispielsweise „Schmerzen egal", „Ich bin ruhig und gelassen" oder „Ich schaffe das." Die Oberstufe ist psychoanalytisch konzipiert und wird in der Psychotherapie benutzt.

Die AT-Formeln kann man im Selbststudium erlernen. Die Trainingspraxis sollten Sie sich aber in einem Kurs (sechs bis acht Wochen) unter fachkundiger Leitung eines Arztes, Psychologen oder Psychotherapeuten aneignen. Erkundigen Sie sich, ob Ihre Krankenkasse die Kosten übernimmt.

Trainingseinheit: AT-Grundstufe

Wie oft eine Übung wiederholt wird und in welcher Reihenfolge die Übungen durchgeführt werden, bestimmen Sie selbst – nach dem Motto: Solange es angenehm ist. Wer zwei bis drei Mal täglich 10 Minuten übt, beherrscht nach sechs bis sieben Wochen die Umschaltung in die konzentrative Selbstversenkung. Je länger der Übungszeitraum, desto intensiver ist das Entspannungserlebnis.

Ruhetönung „Ich bin ganz ruhig." (zwei bis vier Mal)

Schwereübung „Mein rechter (linker) Arm ist schwer." (zwei Mal) „Ich bin ganz ruhig. Meine Arme und Beine sind ganz schwer." (zwei Mal) „Ich bin ganz ruhig."

Wärmeübung „Mein rechter (linker) Arm ist warm." (zwei Mal) „Ich bin ganz ruhig. Meine Arme und Beine sind warm." (zwei Mal) „Ich bin ganz ruhig."

Atemübung „Es atmet mich." (zwei Mal) „Ich bin ganz ruhig."

Herzübung „Mein Herz schlägt ruhig und regelmäßig." (zwei Mal) „Ich bin ganz ruhig."

Sonnengeflechtsübung „Sonnengeflecht strömend warm." (zwei Mal) „Ich bin ganz ruhig."

Stirnkühleübung „Stirn angenehm kühl." (zwei Mal) „Ich bin ganz ruhig."

Rücknahme „Arme fest!" – „Tief atmen!" – „Augen auf!"

Sie beginnen damit, jede Übung einzeln zu trainieren und mit einer Rücknahme abzuschließen. Wer alle Übungen beherrscht, erreicht eine wohltuende Tiefenentspannung: „Mein ganzer Körper ist entspannt und angenehm warm. Ich bin vollkommen ruhig."

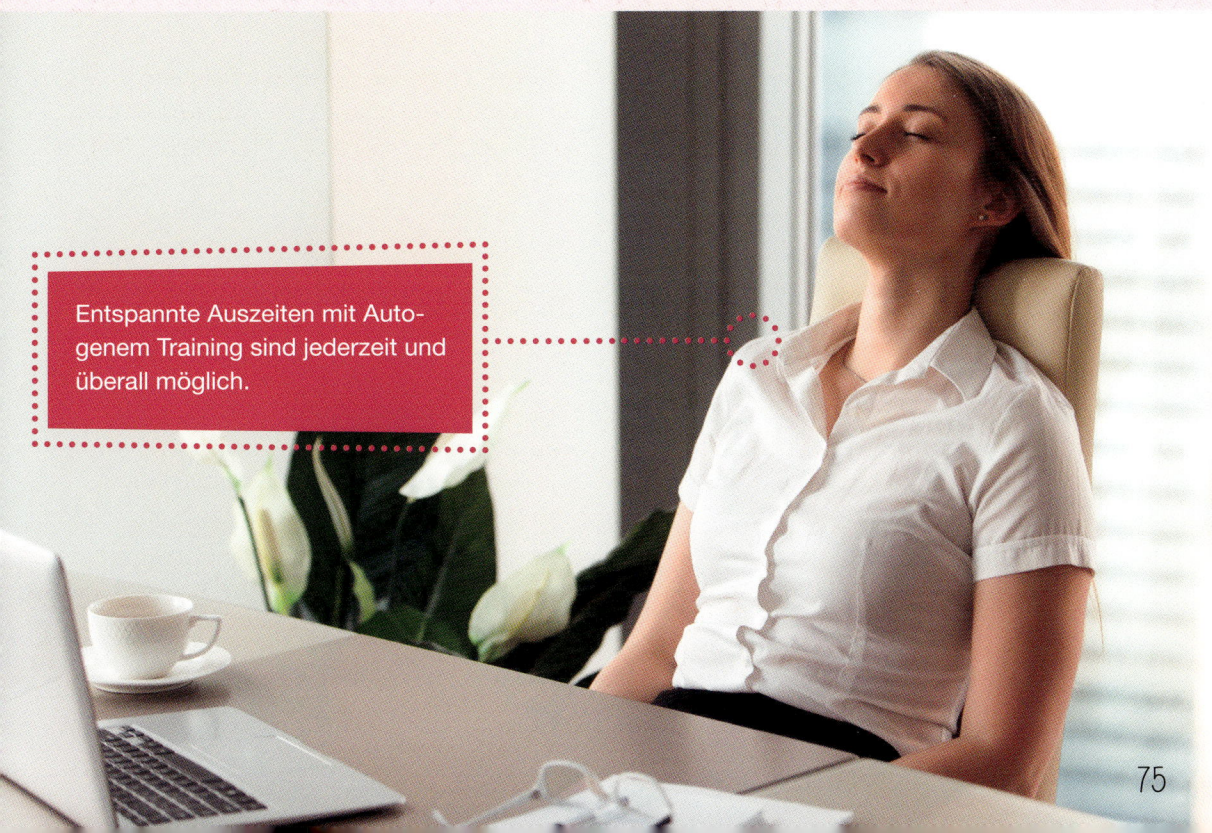

Entspannte Auszeiten mit Autogenem Training sind jederzeit und überall möglich.

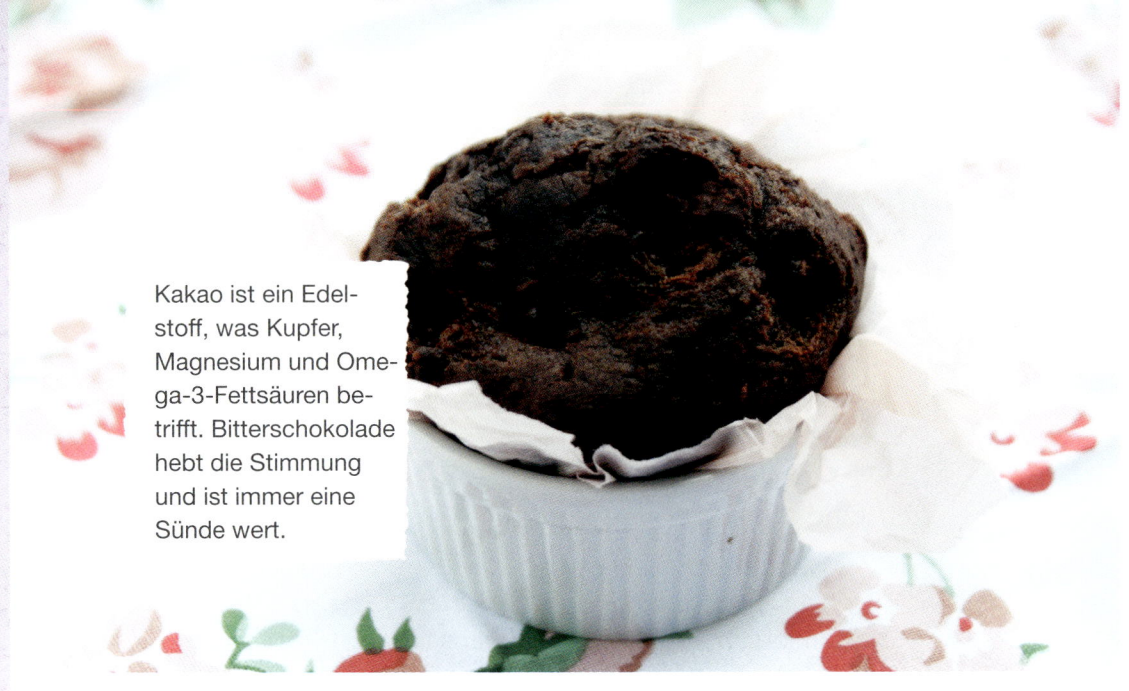

Kakao ist ein Edelstoff, was Kupfer, Magnesium und Omega-3-Fettsäuren betrifft. Bitterschokolade hebt die Stimmung und ist immer eine Sünde wert.

SCHOKO-ZIMT-MUFFINS

Zutaten für 6 Muffins:
2 Bananen
1 TL Backpulver
2 EL Kokosöl
2 EL Kokosmehl
1 TL Zimt
2 EL Kakaopulver
1 EL Apfelessig
2 Eier
45 g Bitterschokolade

Zubereitung:
Den Backofen auf 180 °C (Umluft) vorheizen. Die Bananen schälen und grob zerkleinern. Mit Backpulver, Kokosöl, Kokosmehl, Zimt, Kakao und Apfelessig in den Standmixer geben. Die Eier unterrühren. Die Bitterschokolade grob hacken und unter die Masse heben. Den Teig in Muffinförmchen geben und im Ofen etwa 20 Minuten backen.

Tipp: Die Teigmasse lässt sich prima und ohne Kleckern mit dem Eisportionierer auf die Förmchen verteilen.

CARAMEL-CASHEW-BOMBE

Zutaten für ca. 0,5 Liter:
150 g Cashewkerne
400 ml Kokosmilch
14 Datteln
1 TL Meersalz
1 Vanilleschote

Zubereitung:
Die Cashewkerne über Nacht in Wasser einweichen. 3 Esslöffel Kokosmilch, die Datteln und das Salz im Mixer aufmixen und beiseitestellen. Die Vanilleschote halbieren und das Mark mit dem Messerrücken herausschaben. Vanillemark, die restliche Kokosmilch und die Cashewkerne im Mixer zu einer homogenen Masse verarbeiten. In eine Eismaschine geben und weiter zu Eis verarbeiten (nach Angabe des Herstellers). Es dauert 40 bis 60 Minuten, bis die Masse halbgefroren ist. Anschließend die karamellartige Dattelmasse unterheben oder über das Eis streichen. Genießen Sie das Eis sofort oder stellen Sie es ins Tiefkühlfach. Das Eis bekommt dann eine festere Konsistenz, ansonsten ähnelt es Softeis.

Tipp: Servieren Sie das Eis in einem Teich aus kaltem Kaffee! Fantastisch.

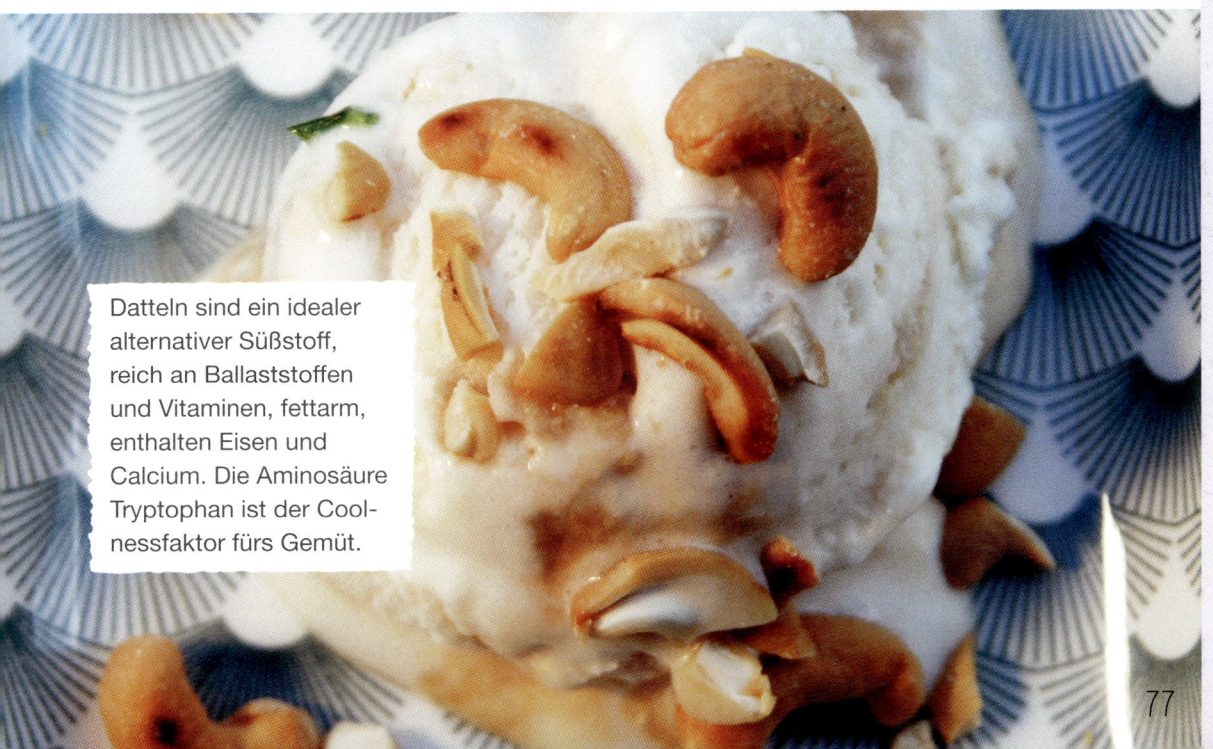

Datteln sind ein idealer alternativer Süßstoff, reich an Ballaststoffen und Vitaminen, fettarm, enthalten Eisen und Calcium. Die Aminosäure Tryptophan ist der Coolnessfaktor fürs Gemüt.

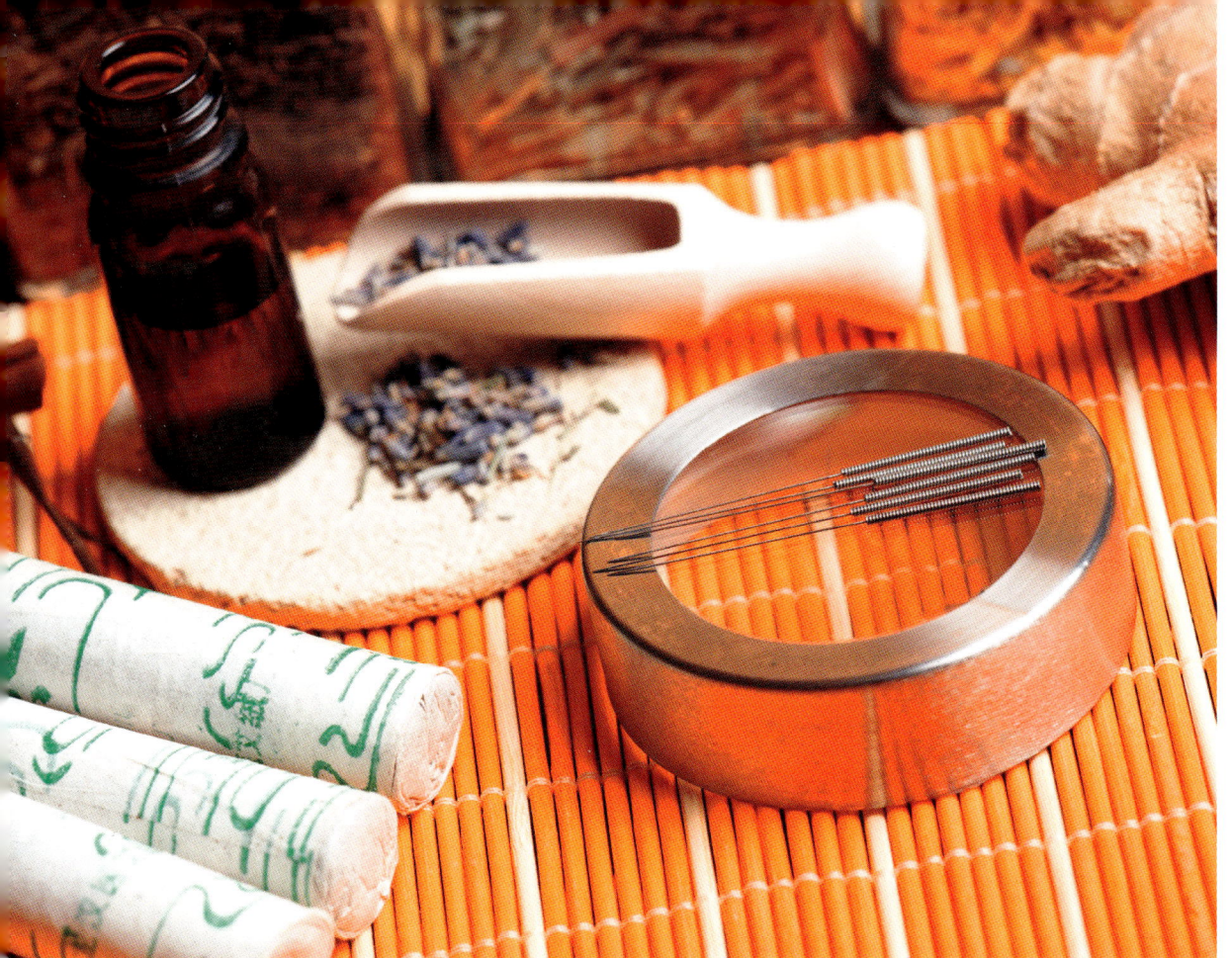

TCM-KUR: HEILKRÄUTER UND AKUPRESSUR

Gelenkschmerzen werden in der traditionellen chinesischen Medizin (TCM) mit dem sogenannten *Bi*-Syndrom in Verbindung gebracht. Hier kann das *Qi* („Lebensenergie") aufgrund von klimatischen Bedingungen nicht mehr frei fließen. Kalte Gliedmaßen und starke Schmerzen kommen laut TCM von ungesunder Kälte, geschwollene Gelenke von zu viel Hitze. Wenn es zu feucht ist, sind die Gelenke ebenfalls geschwollen, aber nicht heiß. Können Schmerzen nicht eindeutig lokalisiert werden, herrscht „pathogener Wind". Die TCM betrachtet ungesunde Ernährung, eine Ansammlung von Giftstoffen im Gelenkknorpel, schlechte Fitness sowie Nässe, Kälte und Wind als Ursachen von Gelenkproblemen. Unter solchen Bedingungen können *Qi* und Blut/*Xue* nicht mehr frei fließen, was Bewegungseinschränkungen und Schmerzen verursachen kann.

TCM verordnet bei Arthrose gesunde Ernährung, äußerliche und innerliche Mittel, Akupressur, Tai-Chi und Qigong und setzt bei Gelenkbeschwerden allgemein auf ein durchaus modernes Behandlungskonzept: gesunde Ernährung, Heilkräuter, Bäder, Akupunktur/-pressur und Bewegung (Tai-Chi, Qigong).

ÄUSSERLICHE MITTEL

Senfkompresse

4 Esslöffel Senfmehl mit etwas Wasser zu einem Brei verrühren. Diesen auf ein Tuch streichen und auf das schmerzende Gelenk legen. Bei der ersten Anwendung wird die Kompresse 3 Minuten auf die betroffene Stelle gelegt, bei nachfolgenden Anwendungen jeweils 1 Minute länger. Am Ende werden auf der Haut verbliebene Senfreste vollständig abgewaschen und die Haut sanft trocken getupft. Kompressen sollten maximal fünf Tage in Folge aufgelegt werden. Hinweis: Bei entzündeten Gelenken wird von Senfumschlägen abgeraten.

Muskatlotion

Frisch geriebene Muskatnuss mit einer natürlichen Bodylotion (ohne Zusatzstoffe) vermischen und die betroffenen Partien damit einreiben. Die Anwendung kann mehrmals täglich wiederholt werden.

INNERLICHE MITTEL

Kurkuma-Mandelmilch

1 Teelöffel Kurkumapulver mit etwas Honig in 200 ml warme Mandelmilch rühren und die Mischung mindestens einmal täglich mehrere Tage trinken.

Apfelessig

1–3 Teelöffel Apfelessig mit 200 ml warmem Wasser und etwas Honig vermengen. Die Mischung zwei bis drei Mal täglich trinken.

Chinesische Teerezeptur bei Arthrose

4,5–9 g *Niu Xi* (Achyranthes-Wurzel), 9–15 g *Ji Xue Teng* (Hühnerblutstängel), 3–9 g *Chuan Xiong* (Szechuan-Liebstöckelwurzelstock), 6–12 g *Gou Qi Zi* (Bocksdornfrüchte). Der Tee verbessert die Durchblutung, wirkt schmerzlindernd, entwässernd und entgiftend.

Thymian-Wacholder-Bittersalz-Bad

Badewasser einlassen (Temperatur: ca. 37 °C) und 2 Tassen Bittersalz sowie jeweils 5 Tropfen Thymian- und Wacholderöl in die Wanne träufeln und mit der Hand verteilen. Nach dem 20-minütigem Heilbad am besten gleich ins Bett gehen. Die Anwendung mehrmals pro Woche wiederholen, bis die Schmerzen abklingen. Das Bad entgiftet und fördert die Aufnahme von Magnesium über die Haut.

GOLDENE MILCH

Zutaten für 2 Personen:
2 Stücke Kurkuma (ca. 1 cm)
1 Stück Ingwer (ca. 1 cm)
1 TL Zimtpulver
1 Prise Nelke, gemahlen
1 Prise Pfeffer
150 ml Mandelmilch
150 ml Kokosmilch
2 TL Honig (optional)

Zubereitung:
Kurkuma und Ingwer schälen und zerkleinern. Mit den anderen Gewürzen, der Mandel- und Kokosmilch in einem Topf bei mittlerer Temperatur erhitzen. Die Mischung mit dem Stabmixer aufmixen, bei Bedarf mit Honig süßen und in Gläser gießen.

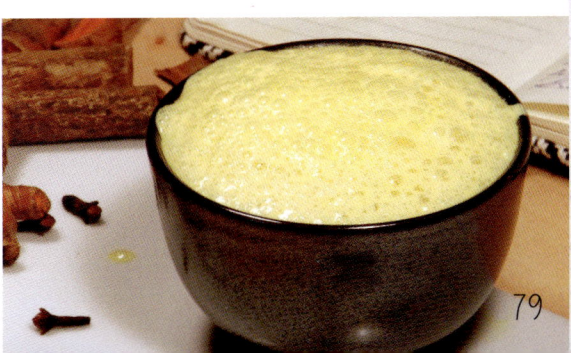

AKUPRESSUR

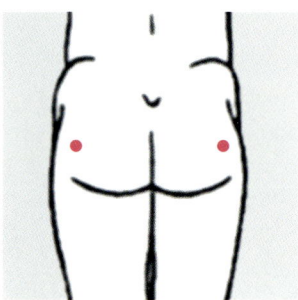

GB 30 *Huantiao*
Hinter dem Gelenkkopf des Oberschenkelknochens am Gesäßmuskel. Lindert unter anderem bei Hüftbeschwerden, *Bi*-Syndrom der Beine, Muskelschwund und Arthrose.

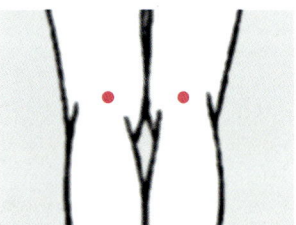

BL 40 *Weizhong*
Mittig auf der hinteren Beugefalte des Kniegelenks. Hilft unter anderem bei Arthrose und Arthritis, klärt Hitze, kühlt das Blut.

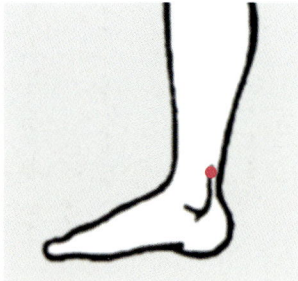

N 3 *Taixi*
An der Innenseite des Fußes, zwischen der Achillessehne und dem höchsten Punkt des Knöchels. Lindert vor allem Beschwerden des Fußknöchels.

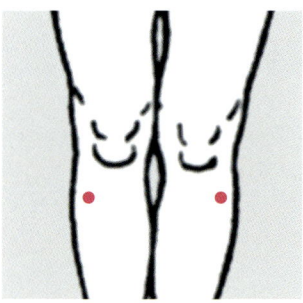

MA 36 *Zusanli*
Vier Finger breit unterhalb der Kniescheibe, außen am Schienbein. Hilft bei Arthrose und Arthritis, reguliert das Blut, beseitigt Feuchtigkeit.

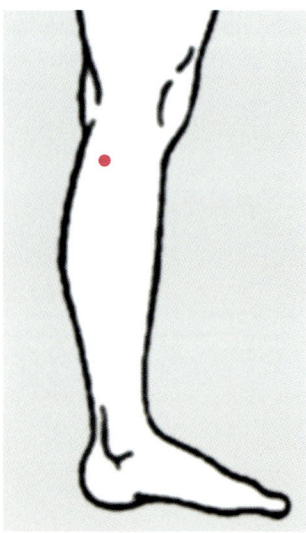

MP 9 *Yinlingquan*
Zur Mitte des Beines auf der Vertiefung am Unterrand des Gelenkfortsatzes auf Höhe des Schienbeinhöckers; bei Kniebeschwerden empfohlen.

WEISSKOHL-CURRY

Zutaten für zwei Personen:
300 g Weißkohl
1 mittelgroße Zwiebel
250 g Kartoffeln
1 EL Olivenöl
Meersalz
Pfeffer
1 TL Currypulver
200 ml Wasser
75 ml Kokosmilch
75 g rote Linsen, gewaschen
1 TL gekörnte Gemüsebrühe

Zubereitung:
Den Weißkohl putzen, waschen und zerkleinern. Die Zwiebel schälen und fein hacken. Die Kartoffeln schälen und würfeln. Den Weißkohl mit den Zwiebeln und ein wenig Öl in einem Topf scharf anbraten – das ergibt schöne Röstaromen! Anschließend die Kartoffeln dazugeben und etwa 9 Minuten mitdünsten.
Mit Salz, Pfeffer und Curry würzen. Dann mit Wasser ablöschen. Die Kokosmilch zugeben. Die Linsen untermischen. Alles mit gekörnter Brühe abschmecken und etwa 10 Minuten zugedeckt bei mittlerer Temperatur köcheln lassen.

Tipp: Mit gehackten naturbelassenen Erdnüssen garniert schmeckt das Gericht noch raffinierter.

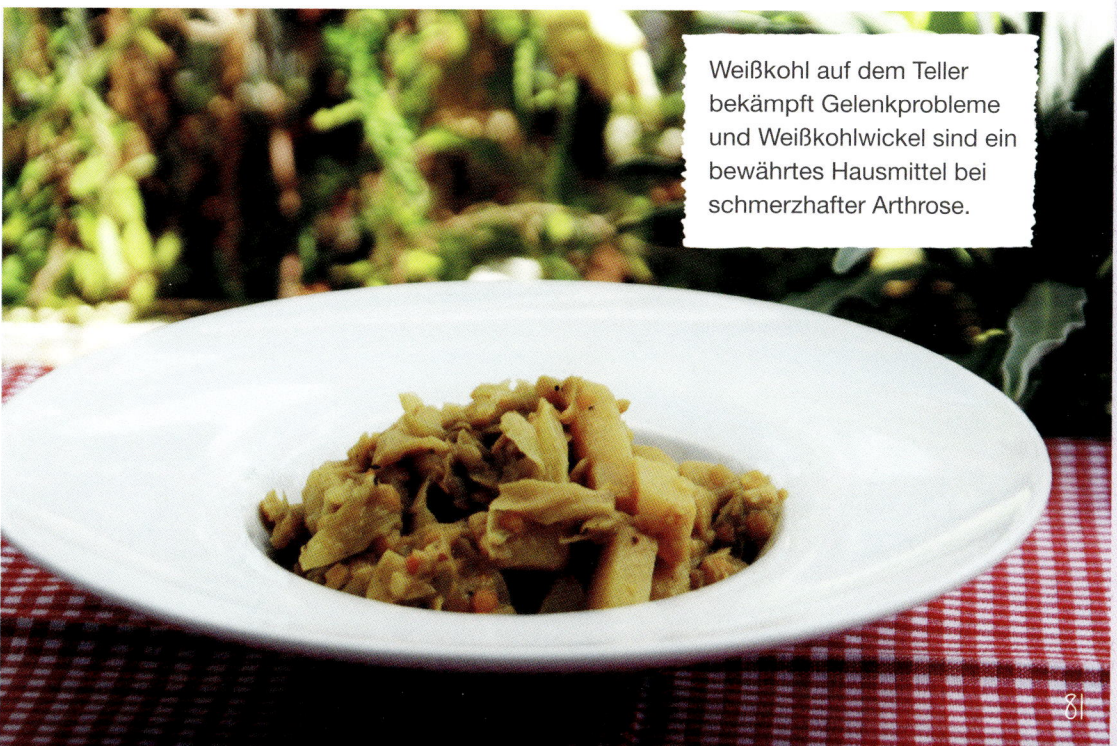

Weißkohl auf dem Teller bekämpft Gelenkprobleme und Weißkohlwickel sind ein bewährtes Hausmittel bei schmerzhafter Arthrose.

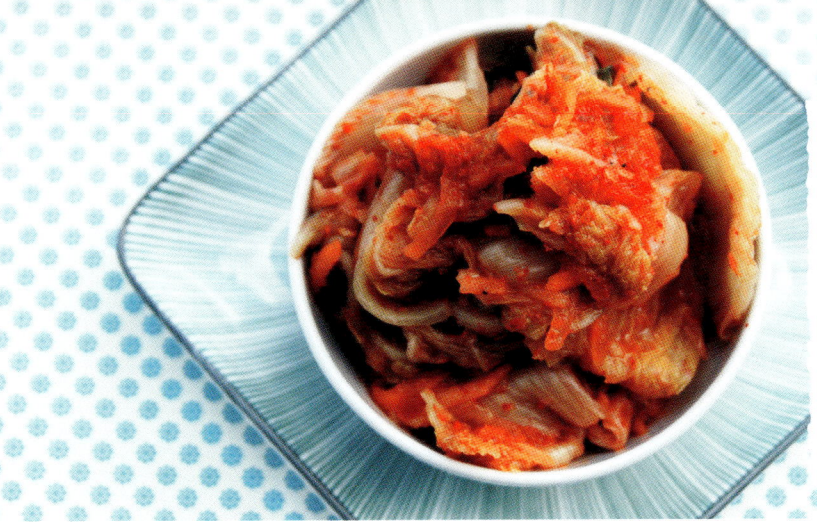

Wenn sich Ihre Darmflora wohlfühlt, geht es auch Ihren Gelenken gut. Kimchi-Ferment bringt Milchsäurebakterien mit und liefert jede Menge Mineralstoffe und Vitamine.

KIMCHI

Zutaten:
1 Chinakohl, ca. 1 kg
1 Möhre
4–5 Frühlingszwiebeln
Meersalz (kein Steinsalz!)
8 Knoblauchzehen
1 Zwiebel
20 g frischer Ingwer

1 EL Reismehl
1 EL brauner Zucker
175 ml Wasser
30 ml Fischsauce
40 g Paprikapulver edelsüß
20 g rotes Chilipulver

Zubereitung:
Den Chinakohl halbieren, den Strunk keilförmig herausschneiden. Den Kohl mundgerecht zerkleinern, waschen und trocken schütteln. Die Möhre waschen, trocken reiben und mit einer Reibe stiftförmig zerkleinern. Die Frühlingszwiebel waschen, trocknen und in feine Scheiben schneiden. Das Gemüse in eine Schüssel geben, mit dem Meersalz einsalzen und gut durchkneten. Das Ganze etwa 30 Minuten beiseitestellen – das entwässert den Kohl. Überschüssiges Wasser durch ein Sieb abgießen. Das Gemüse ordentlich abspülen und abtropfen lassen.
Knoblauch, Zwiebel und Ingwer schälen und fein hacken. Zusammen mit Reismehl, braunem Zucker, Wasser, Fischsauce, Paprika- und Chilipulver in einem Schüsselchen verrühren. Das abgetropfte Gemüse in eine große Schüssel geben und die Marinade darübergießen. Nun die Marinade mit den Händen gut in das Gemüse einarbeiten. Das fertige Kimchi in ein Weckglas füllen und luftdicht verschließen. An einem kühlen, dunklen Ort aufbewahren.

Tipp: Je länger das Kimchi zieht, umso intensiver und delikater ist der Geschmack.

KNORPELSCHUTZ: GESUNDE ERNÄHRUNG

Ein Lebensstil mit gesunder Ernährung spielt zur Vorbeugung von Gelenkproblemen und Arthrose eine wichtige Rolle. Das sollten Sie nicht unterschätzen! Übergewicht belastet auch die Gelenke und ist fast immer die Folge von ungesunder Ernährung und Bewegungsmangel.

Bekannt ist, dass Übergewicht (BMI 25–29) und Fettleibigkeit/Adipositas (BMI > 30) beeinflussbare Risikofaktoren für Knie- und Hüftgelenksarthrosen sind. Steigt der BMI um 2 Einheiten, erhöht sich das Risiko für eine Kniearthrose um 36 Prozent! Übergewicht verdoppelt das Arthroserisiko bei Frauen und erhöht das Risiko bei Männern bis zu vierfach.

Gesunde vollwertige Ernährung und Bewegung gehören zu den wirksamsten Mitteln, um Arthrose vorzubeugen. Da Entzündungen an der Entstehung von Knorpelschwund beteiligt sind, haben Antioxidanzien und antientzündliche Nährstoffe im Nahrungsangebot eine große Bedeutung.
Vitamine und Fettsäuren werden sowohl für das Knorpelwachstum als auch zur Knorpelregeneration gebraucht. Gesättigte Fettsäuren und Arachidonsäure (in tierischen Nahrungsmitteln) gelten allerdings als entzündungsfördernd und werden somit als problematisch eingestuft. Generell ist Mittelmeerkost (mediterrane Ernährung) empfehlenswert: für die Gelenkgesundheit, zur Gewichtskontrolle und zur Vermeidung von Übergewicht.

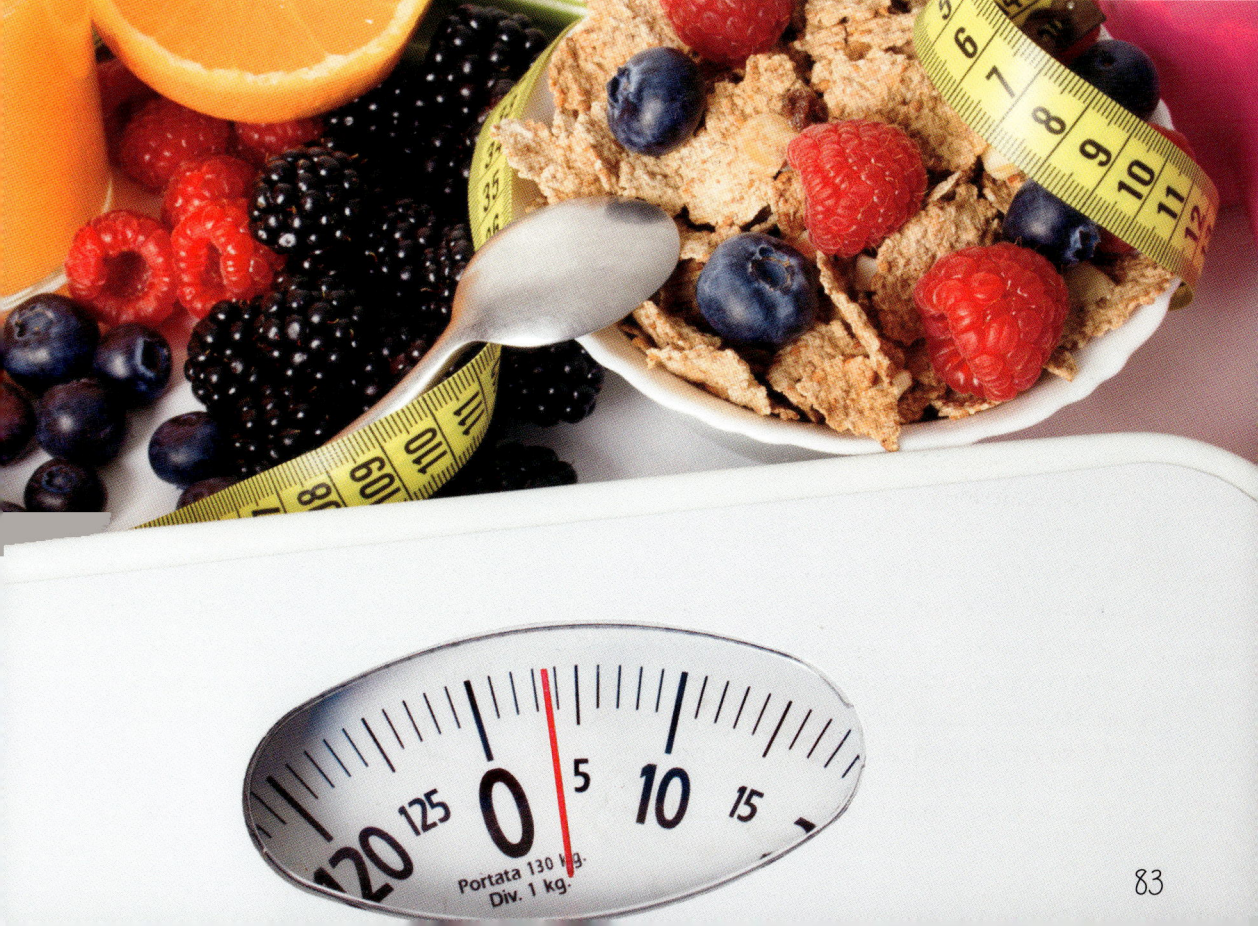

Knorpelschutz: Gesunde Ernährung

MODERNE STEINZEITKOST: GUT ESSEN UND ABNEHMEN

Die moderne „Steinzeit-Diät" (Modern Paleo) ist kohlenhydratreduziert, eiweiß- und fettreich und empfiehlt reichlich Obst und Gemüse mit Ballaststoffen. Der Begriff „Steinzeit" gibt nur grob die Richtung vor und ist nicht wörtlich zu nehmen. Er bezieht sich auf die Entwicklungsgeschichte des Menschen – insbesondere darauf, dass sich der menschliche Stoffwechsel nicht innerhalb von wenigen Jahrhunderten an „neue" Nahrungsmittel anpassen konnte: an Milch, Milch- und Getreideprodukte (mit Gluten), industriell verarbeitete und synthetische Nahrungsmittel (z. B. Süßstoff, Konservierungsstoffe).

Das Steinzeitverdikt zielt in erster Linie auf Kohlenhydrate ab, die zu Zucker (Glukose) verstoffwechselt werden. Kohlenhydrate und Zucker gelten als Hauptübeltäter der ungesunden Ernährung. Sie sollen diverse „Zivilisationskrankheiten" begünstigen: Diabetes, Insulinresistenz, Übergewicht, Bluthochdruck und Herz-Kreislauf-Erkrankungen. Deshalb empfiehlt die Steinzeitküche Low Carb, also weniger Kohlenhydrate. Darüber hinaus vermutet man, dass Inhaltsstoffe wie Klebereiweiß in Getreide (Gluten) die Allergieneigung erhöhen.

Nährstoffanteile

Empfohlener prozentualer Anteil der Nährstoffe im Nahrungsangebot:
- Kohlenhydrate: 20 bis 25 Prozent
- Eiweiß: 30 bis 40 Prozent
- Fett: 40 bis 50 Prozent

Modern Paleo nutzt zudem die Sattmachereffekte von hochwertigem Eiweiß und hochwertigen Ölen/Fetten. Deshalb wird ein relativ hoher Anteil von Eiweiß am Nahrungsangebot empfohlen. Die Eiweißverdauung ist energieintensiv und produziert Wärme („Fettverbrennung"). Sie nehmen also langfristig ab und können Ihr Wohlfühlgewicht halten. Sie bleiben gesund, schlank und beweglich, genießen Ihr Essen und profitieren von allen gesunden Nährstoffen inklusive Ballaststoffen. In jedem Fall ist Modern Paleo vollwertig, gesund, abwechslungsreich und wohlschmeckend.

Low Carb und High Fat

Es geht vor allem darum, den Konsum von Kohlenhydraten zu verringern. Das ist für Übergewichtige, bei Fettstoffwechselstörungen und Bluthochdruck, hohen Blutfettwerten und für Typ-2-Diabetiker besonders empfehlenswert.

- Grundlage der Ernährung sind stärkearmes Obst, Salate und Gemüse, kombiniert mit hochwertigem Fleisch, Fisch, Eiern, Nüssen und Hülsenfrüchten sowie hochwertigen Speiseölen. Es gilt das Prinzip „5 am Tag": Fünf Handvoll Obst und Gemüse pro Tag und Sie bleiben schlank und gesund.
- Die Menge an Kohlenhydraten wird verringert. Stärke- und zuckerhaltige Nahrungsmittel wie Kartoffeln, Nudeln, Reis und Brot sowie Süßigkeiten sollten Sie weniger essen (Low Carb).
- Gleichzeitig achten Sie auf die Qualität der Fette. Sie bevorzugen Fette mit einem hohen Anteil an einfach ungesättigten Fettsäuren und achten auf ein günstiges Verhältnis von Omega-3- zu Omega-6-Fettsäuren (maximal 1:4).

Moderne Steinzeitkost: Gut essen und abnehmen

- Vorteile: beste Nahrungsqualität, kaum Verbote, kein Hunger, bestmögliche Sättigung durch hohe Eiweiß- und Ballaststoffanteile, Kalorienarmut, Energieboostereffekt (Fettverbrennung), keine Gesundheitsrisiken, abwechslungsreiches Nahrungsangebot, freie Kombination von Nahrungsmitteln, stetige Gewichtsabnahme, verbesserter Fettstoffwechsel, kein Jo-Jo-Effekt und erlaubte „Sünden".

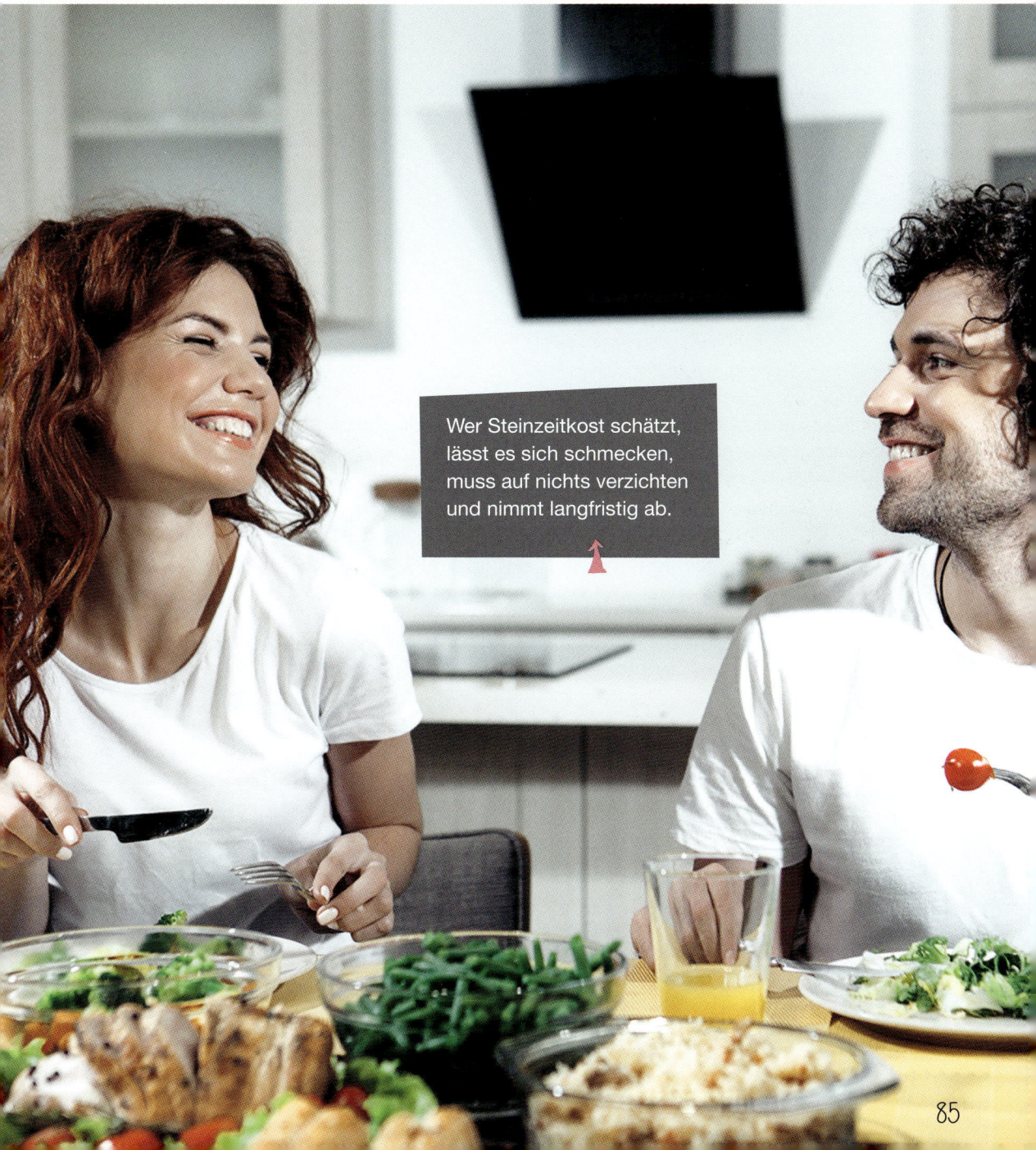

Wer Steinzeitkost schätzt, lässt es sich schmecken, muss auf nichts verzichten und nimmt langfristig ab.

Knorpelschutz: Gesunde Ernährung

Gesund essen

Wer Modern Paleo praktiziert, versorgt sich reichlich mit lebenswichtigen Aminosäuren, Vitaminen, Fettsäuren und Energiestoffen – ausgewogen und energetisch ausreichend.

- Sie essen mindestens fünf Portionen Obst (2 x) und Gemüse (3 x) am Tag.
- Sie bevorzugen hochwertiges mageres Fleisch und Fleischprodukte aus artgerechter Produktion.
- Sie essen regelmäßig fetten Seefisch wie Lachs, Makrele, Hering oder Sardine.
- Sie verwenden hochwertige Fette: Oliven-, Raps- oder Leinöl und als Streichfett Butter.
- Sie essen möglichst selten bzw. nur kleine Portionen von stärke- und zuckerreichen Lebensmitteln (Kartoffeln, Nudeln, Reis, Mais).
- Wenn Sie naschen wollen, am besten zu oder nach einer Hauptmahlzeit.
- Sie essen bei jeder Mahlzeit ein eiweißreiches Lebensmittel (tierisch oder pflanzlich).
- Sie vermeiden Kombinationen von kohlenhydrat- und fettreichen Lebensmitteln.
- Sie trinken ausreichend (vor allem reines Wasser) – und Sie bewegen sich viel!

Gesund abnehmen

Wer nachhaltig Fettdepots loswerden möchte, sollte die „Verbrennungseigenschaften" von Eiweiß (essentielle Aminosäuren) und Fett (essenzielle Fettsäuren) nutzen. Steinzeitkost ist keine Diät, sondern beschreibt nach heutigen Erkenntnissen einen Lebensstil, mit dem Sie erfolgreich Übergewicht abbauen und Ihr Wohlfühlgewicht halten können – ohne Jo-Jo-Effekt! Steinzeitkost macht satt und liefert alle wichtigen Nährstoffe. Wer sich bei der Auswahl der Nahrungsmittel an die Empfehlungen hält, wird von Schlankmachereffekten profitieren.

Nahrungsmittel-Empfehlungen

Zum gesunden Lebensstil gehören gesunde Nahrungsmittel. Was das Essen betrifft, gibt es folgende Empfehlungen:

Sie essen am häufigsten … frisches Obst und Gemüse. Es gilt das Prinzip „5 am Tag" (zwei Portionen Obst, drei Portionen Gemüse).

Sie bereiten Ihr Essen grundsätzlich mit hochwertigen Ölen/Fetten zu … Oliven-, Raps- oder Leinöl, Butter.

Sie essen hochwertiges Eiweiß zwei bis vier Mal pro Woche … Fisch, Meeresfrüchte, Fleisch, Milchprodukte (Käse, Joghurt u. a.), Eier, Nüsse, Hülsenfrüchte (z. B. Erbsen, Linsen).

Sie essen nur gelegentlich … Kohlenhydrate wie Vollkornprodukte, Pasta, Kartoffeln, Mais, Naturreis. Es gilt: Je mehr Übergewicht, desto weniger Kohlenhydrate.

Sie essen/trinken selten bis nie … Weißmehlprodukte, geschälten Reis, Kartoffelprodukte, Süßigkeiten, Sahne, Eis, Softdrinks, Fastfood, Zucker, Alkoholika.

FUNCTIONAL FOOD

Functional Food sind mit Zusatzstoffen angereicherte Nahrungsmittel, die die Gesundheit günstig beeinflussen oder vorbeugende Wirkungen vermitteln sollen. Gefordert wird, dass solche Wirkungen wissenschaftlich hinreichend belegt sind – was nicht immer der Fall ist! Die Definition lautet sinngemäß: „Nahrungsmittel mit spezifischem Gesundheitsnutzen".

Ein Nahrungsmittel wird dann zu Functional Food, wenn schädliche Inhaltsstoffe daraus entfernt und/oder gesundheitswirksame Stoffe hinzugefügt werden. Man kann auch die Bioverfügbarkeit des Zusatzstoffs verbessern. Carotinoide, Lycopin, Lutein, Vitamin A, C und E, auch Omega-3-Fettsäuren sind übliche Zusätze in Functional-Food-Produkten.

In Bezug auf Arthrose stehen Nährstoffe im Vordergrund, die antientzündlich und schmerzlindernd wirken. Pflanzliche Vollwertkost verringert generell die Verfügbarkeit von Vorläufersubstanzen, die entzündliche Prostaglandine produzieren. Das trägt wesentlich zur Schmerzlinderung bei.

Curcumin

Gelenkerkrankungen haben meist eine entzündliche Komponente, die durch sekundäre Pflanzenstoffe wie Curcumin gehemmt werden. Curcumin ist ein orange-gelber natürlicher Farbstoff, der in den Wurzeln des Gelbwurz (*Curcuma longa*) vorkommt. Curcumin ist auch ein Lebensmittelzusatzstoff (E100). In der traditionellen indischen Medizin wird Kurkuma wegen seiner antientzündlichen und antioxidativen Eigenschaften zur Behandlung verschiedener Erkrankungen eingesetzt, inklusive Arthritis.

Um die Aufnahme von schwer wasserlöslichem Curcumin zu verbessern, hat man es an Phosphatidylcholin (in Eiern und Soja) gekoppelt. Eine Studie mit Arthrosepatienten zeigte, dass sich mit 180–1500 mg Curcumin pro Tag Knieschmerzen/-beweglichkeit signifikant verbessern. Zudem brauchten die Patienten weniger Schmerzmittel (z. B. Ibuprofen). Sowohl hohe als auch niedrige Curcumin-Dosierungen linderten Schmerzen und verbesserten die Kniebeweglichkeit, ohne Nebenwirkungen. Darüber hinaus war zu beobachten, dass 1500 mg Curcumin pro Tag vergleichbar gut Schmerzen lindern wie 1200 mg Ibuprofen. Curcumin ist demnach ein veritables alternatives Schmerzmittel bei Arthrosebeschwerden. Es ist als Nahrungsergänzungsmittel im Handel.

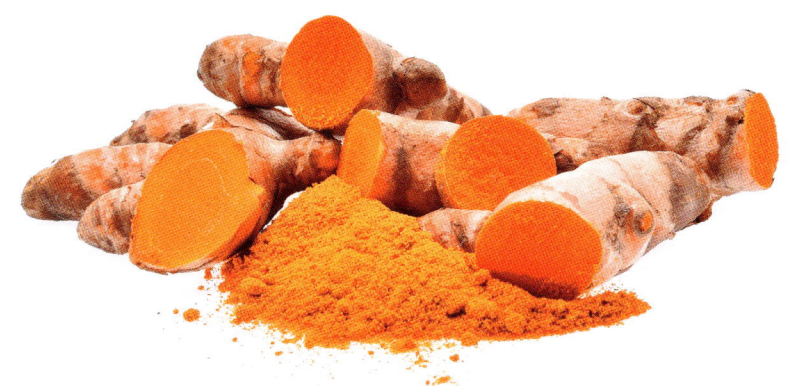

Knorpelschutz: Gesunde Ernährung

Resveratrol

Resveratrol ist ein antioxidativ wirksamer, pflanzlicher Sekundärstoff. Der Pflanzenstoff ist schwer wasserlöslich und findet sich in Weintrauben, Himbeeren, Maulbeeren, Pflaumen, Erdnüssen und im Japanischen Staudenknöterich. Mit diesem Stoff schützen sich Pflanzen vor Parasiten und Pilzinfektionen.

Resveratrol ist auch für die Heilkunde vielversprechend. Diverse Studien fanden heraus, dass es gegen Krebszellen, bei Arteriosklerose, Herzkrankheiten, Alzheimer-Demenz, Gelenk- und Autoimmunkrankheiten günstig wirken kann. Resveratrol soll beim Abnehmen helfen und die sportliche Ausdauerleistung verdoppeln. Man hat auch antientzündliche Wirkungen von Resveratrol nachgewiesen.

Möglicherweise hat Resveratrol die gute Eigenschaft, die Zerstörung von Gelenkknorpel zu verhindern. Ob allerdings die Nahrungsergänzung genauso wirksam ist wie die Resveratrol-Injektion in die Gelenkkapsel, ist fraglich. In jedem Fall sind rote Trauben und Beeren bei Gelenkproblemen sehr zu empfehlen und können zur Linderung von Beschwerden beitragen. Resveratrol ist als Nahrungsergänzungsmittel im Handel.

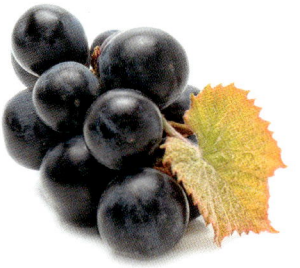

Curcumin plus Resveratrol

Eine Studie zeigte, dass Curcumin und Resveratrol kombiniert am besten wirksam sind: Das Absterben von Knorpelzellen wird verhindert. Enzyme, die das Überleben von Knorpelzellen sichern, werden stimuliert.

Sojaprotein

100 g reife getrocknete Sojabohnen enthalten 34,3 g Sojaprotein. Sojabohnen sind reich an pflanzlichen Hormonen (Phytoöstrogene). Insbesondere die Isoflavone Genistein und Daidzein sind für die Wissenschaft und Medizin hochinteressante Pflanzenstoffe.

Sojaprotein hat in Studien günstige Wirkungen bei Arthrose gezeigt. Die Beweglichkeit des Kniegelenks, Schmerzen und die Lebensqualität verbesserten sich. Sojaprotein kann offenbar wegen der östrogenartigen Isoflavonwirkung Schmerzen lindern. Es beeinflusst in jedem Fall den Knorpelstoffwechsel günstig und wirkt antientzündlich. Sojaprotein/-isolat ist als Nahrungsergänzungsmittel im Handel.

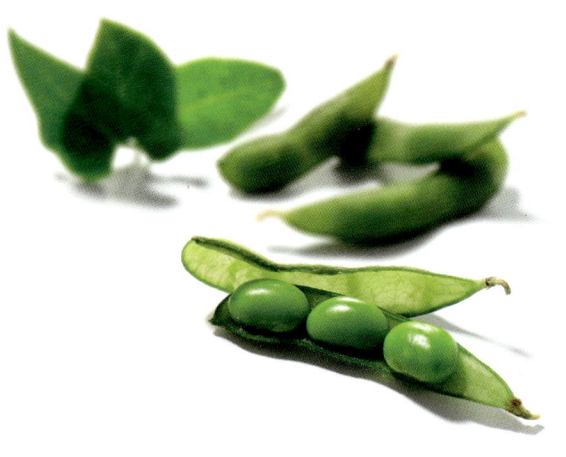

Functional Food

Ernährungstipp: Probiotika für Frauen

Erstmals weltweit wies eine Studie nach, dass Probiotika-Supplemente den Knochenverlust bei Frauen halbieren können. Ausgeprägter Knochenmasseverlust betrifft jede Frau, spätestens nach den Wechseljahren. Es kommt zwangsläufig zur Osteoporose, die auch die Gelenke kompromittiert. Zu den Optionen, Osteoporose vorzubeugen oder zu behandeln, gehören Probiotika nun auch dazu.

Forscher in Göteborg beobachteten ein Jahr lang 76 Frauen (> 75 Jahre), die täglich ein Pulver mit oder ohne kultivierte Bakterien (*Lactobacillus reuteri* 6475) einnahmen. Professor Anna Nilsson erläutert das Ergebnis: „Nach einem Jahr haben wir die Knochendichte an den Beinen gemessen. Es zeigte sich, dass diejenigen Frauen, die Bakterienpulver bekommen hatten, innerhalb dieser Zeit nur halb so viel Knochenmasse verloren hatten wie die Frauen unter Placebo."
Das Bakterium *Lactobacillus reuteri* 6475 gilt als besonders gesund und ist in vielen Probiotika-Produkten enthalten. Wie dieser knochenschützende Effekt zustande kommt, ist noch unbekannt.

Nilsson AG, Sundh D, Bäckhed F, Lorentzon M: *Lactobacillus reuteri reduces bone loss in older women with low bone mineral density – a randomized, placebo controlled, double blind, clinical trial.* J Intern Med 21 June 2018, doi.org/10.1111/joim.12805

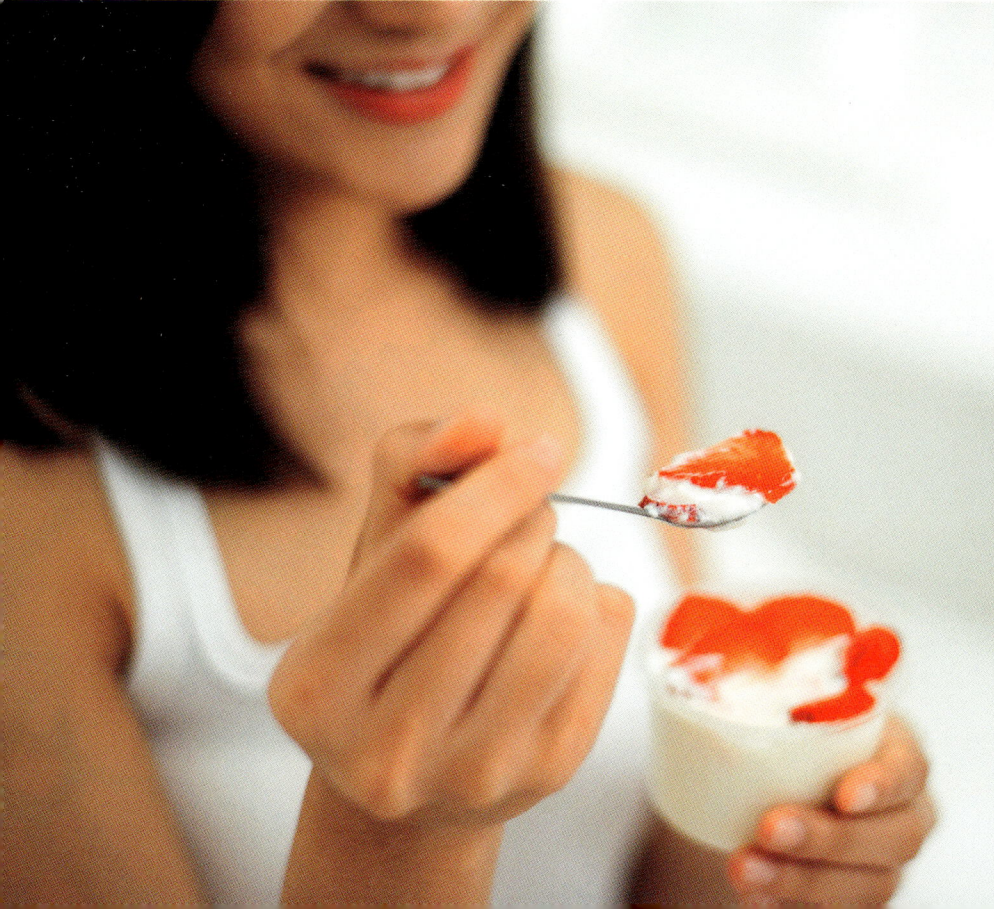

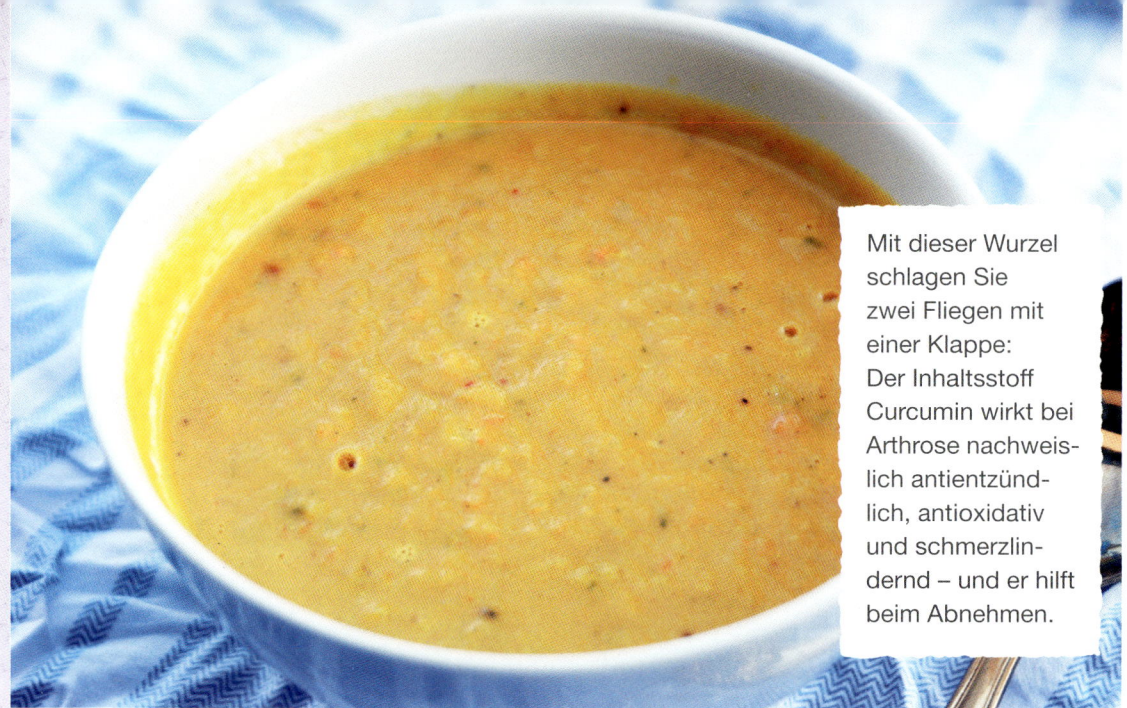

Mit dieser Wurzel schlagen Sie zwei Fliegen mit einer Klappe: Der Inhaltsstoff Curcumin wirkt bei Arthrose nachweislich antientzündlich, antioxidativ und schmerzlindernd – und er hilft beim Abnehmen.

KURKUMA-SUPPE

Zutaten für zwei Personen:
200 g Süßkartoffel
200 g Möhren
2 Frühlingszwiebeln
250 g Stangensellerie
1 Stück Ingwer (ca. 1-2 cm groß)
3 Knoblauchzehen
Kokosöl

2 TL gemahlene Kurkuma
1 TL Harissa
1 l Wasser
200 ml Kokosmilch
Zitronensaft
Meersalz
Pfeffer

Zubereitung:

Die Süßkartoffel und die Möhren schälen, dann zerkleinern. Frühlingszwiebeln und Stangensellerie putzen, waschen und in Ringe schneiden. Ingwer und Knoblauch schälen und hacken. Das Kokosöl in einen Topf geben, Kräuter und Gemüse hineingeben und alles bei mittlerer Hitze andünsten. Kurkuma und Harissa dazugeben. Ganz kurz mitbraten und alles mit Wasser aufgießen. Die Kokosmilch dazugeben. Das Ganze etwa 15 Minuten weichkochen und mit dem Stabmixer durchmixen. Mit Zitronensaft, Salz und Pfeffer abschmecken.

Tipp: Sie können zusätzlich rote weichgekochte Linsen in die pürierte Suppe geben und das Gericht mit Koriander verfeinern.

BEEREN-PORRIDGE

Zutaten für zwei Personen:
100 g gehackte Mandeln
400 ml Mandelmilch (alternativ Kokosmilch)
10 gehäufte EL Haferflocken
Meersalz
4 TL Agavendicksaft (eine kleine „Sünde")
250 g Beeren (z. B. Blaubeeren, Johannisbeeren, Brombeeren)

Zubereitung:
Die gehackten Mandeln in einer Pfanne ohne Fett anrösten und beiseitestellen. Die Mandelmilch mit Haferflocken und Salz in einem kleinen Topf kurz aufkochen, anschließend den Herd ausschalten. Den Topf vom Herd nehmen und Agavendicksaft, Beeren sowie die angerösteten Mandeln unterrühren. Kurz abkühlen lassen und auf zwei Schälchen verteilen.

Tipp: Das Porridge präsentiert sich nicht nur als schmackhaftes Müsli, es ist auch eine leckere Nachspeise (kleiner portioniert).

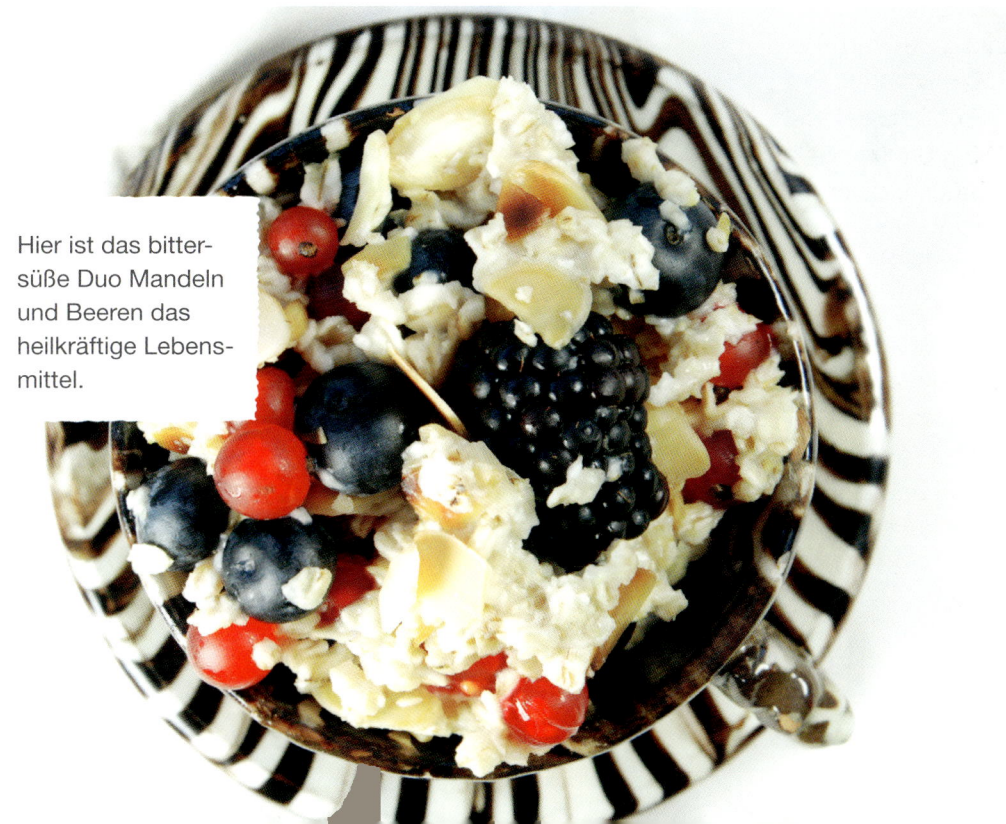

Hier ist das bittersüße Duo Mandeln und Beeren das heilkräftige Lebensmittel.

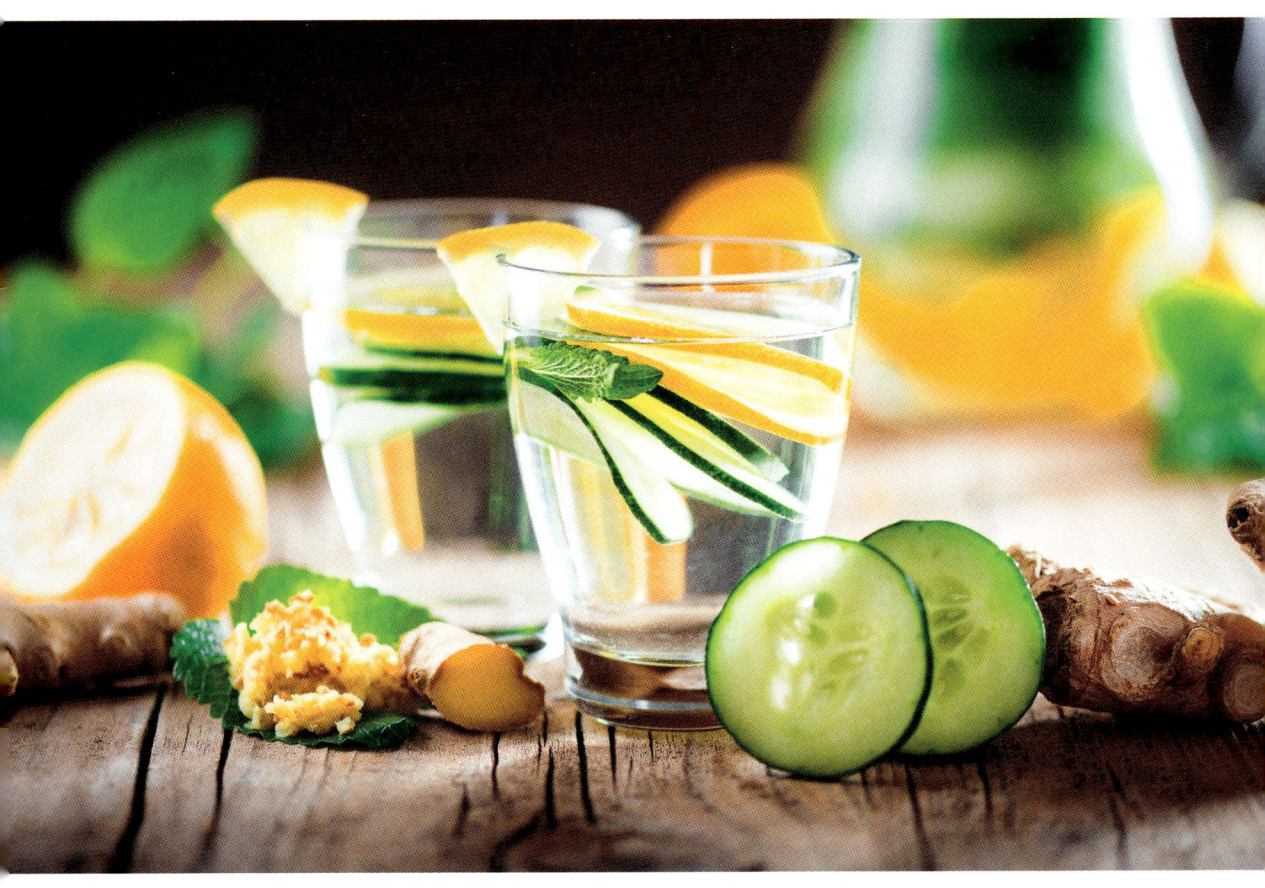

ENTLASTUNG: INTERVALLFASTEN

Fastenkuren sollen die Ausleitung von Gift- und Schlackenstoffen über den Darm bewerkstelligen. Der vorübergehende und kontrollierte Nahrungsentzug kann als Heilfastenkur dazu beitragen, Beschwerden zu lindern und chronische Erkrankungen günstig zu beeinflussen. Dies gilt auch für Gelenke, von Arthrose bis Rheuma. Die Entlastung des Darms von der Verdauungsarbeit und die Ausscheidung von Schlackenstoffen bei der Fastenkur wirken sich auf den gesamten Organismus und das Wohlbefinden positiv aus. Auch das Immunsystem profitiert. Wer abnimmt, entlastet auch seine Gelenke.

Wird keine Nahrung zugeführt, schaltet der Körper nach ein bis zwei Tagen auf den Hungerstoffwechsel um, damit so wenig Energie wie möglich verbraucht wird. Der Blutdruck sinkt, Kreislauf und Herz werden entlastet, der Körper entwässert. Wer etwas für die Gesundheit und schlanke Linie tun möchte, muss nicht unbedingt gleich Rosskuren machen. Oft ist es äußerst wohltuend, wenn Sie wenigstens einmal pro Woche ganz bewusst einen Gesundheitstag mit vegetarischer Kost einlegen. Auf lange Sicht können Sie so durchaus überflüssige Pfunde elegant verschwinden lassen. Das Ergebnis: weniger Stress für Ihre Gelenke.

ENTGIFTEN, VORBEUGEN, REGENERIEREN

Fasten, wenn es mit nachhaltigen Veränderungen des Lebensstils, gesundem Essen und Bewegung kombiniert wird, ist eine wirksame Methode, um abzunehmen und Krankheiten vorzubeugen. Fasten soll auch bei Verdauungsproblemen, Leber- und Venenleiden, rheumatischen Beschwerden, Gelenkproblemen, Haut- und Nierenleiden, Kopfschmerzen und Migräne helfen – und wird zur Krebsvorbeugung empfohlen. Zur Entschlackung, Entgiftung (Detox) oder Regeneration sind folgende Arten des Fastens besonders beliebt:

Intervallfasten
(Intermittierendes Fasten, Teilzeitfasten) Phasen mit Fasten und Phasen, in denen Essen erlaubt ist, wechseln sich ab.

Saftfasten
Nur Obst- und Gemüsesäfte.

Teefasten
Verzicht auf feste Nahrung und Säfte, ausschließlich Tee und stilles Wasser.

Molkefasten
Tagsüber ein Liter Molke, ein halber Liter Obstsaft und drei Liter stilles Wasser, zusätzlich morgens ein Glas Sauerkraut- oder Pflaumensaft.

Früchtefasten
Nur Früchte, Gemüse, Kräuter und Nüsse.

Fastenkuren
Mehrtägiges Fasten nach Plan: Buchinger-Fastenkur, Mayr-Kur, Schroth-Kur.

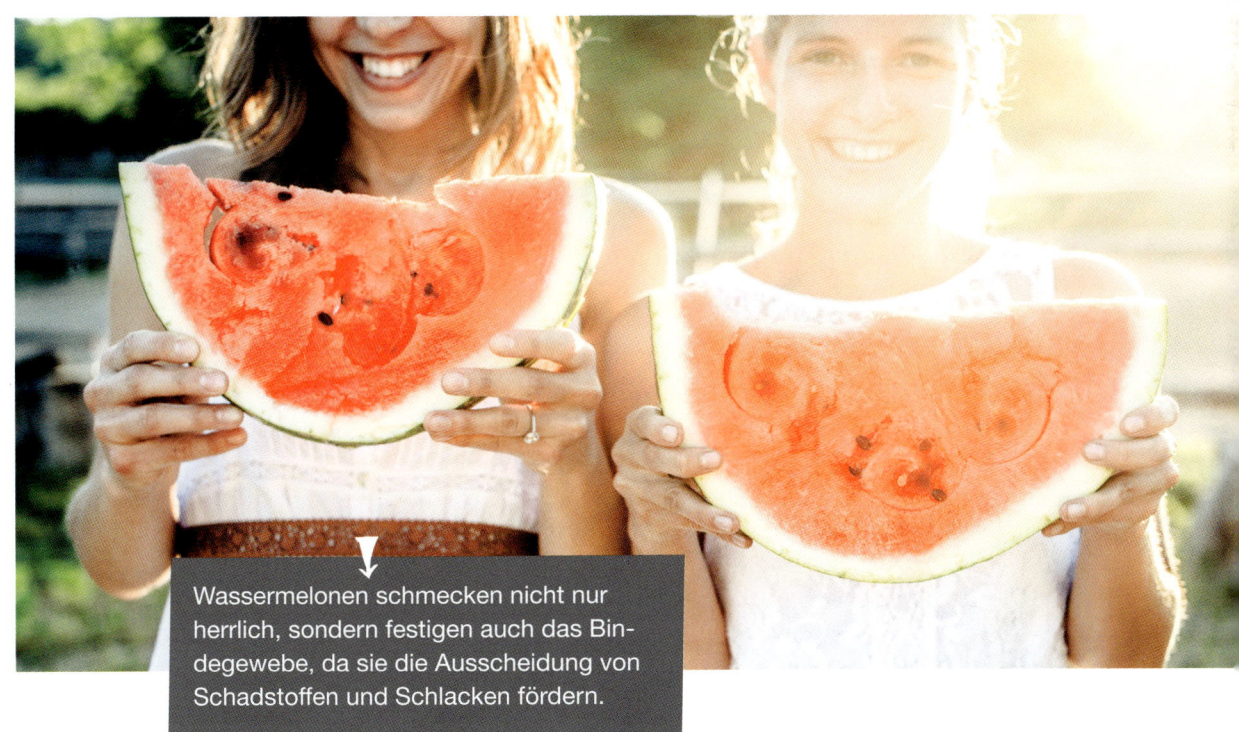

Wassermelonen schmecken nicht nur herrlich, sondern festigen auch das Bindegewebe, da sie die Ausscheidung von Schadstoffen und Schlacken fördern.

ARTISCHOCKENSUPPE MIT GURKE

Zutaten für zwei Personen:
1 Frühlingszwiebel
400 g Artischockenböden (aus dem Glas)
200 ml Hühnerbrühe
1 EL Zitronensaft
100 g Joghurt
Safran
Meersalz
Pfeffer
½ Salatgurke
2 Stiele Dill (optional)
8 Basilikumblätter (optional)

Zubereitung:
Die Frühlingszwiebel waschen und zerkleinern. Die Artischocken abtropfen lassen. Beides zusammen mit Hühnerbrühe, Zitronensaft, Joghurt und etwas Safran im Mixer pürieren. Anschließend mit Salz und Pfeffer abschmecken und im Kühlschrank kalt stellen. Die Gurke waschen, entkernen und fein würfeln.
Die Suppe in Schalen gießen, die Gurkenstücke hineingeben und das Ganze mit Dill, Basilikum und etwas Safran garnieren.

Tipp: Dazu passen Vollkorncracker.

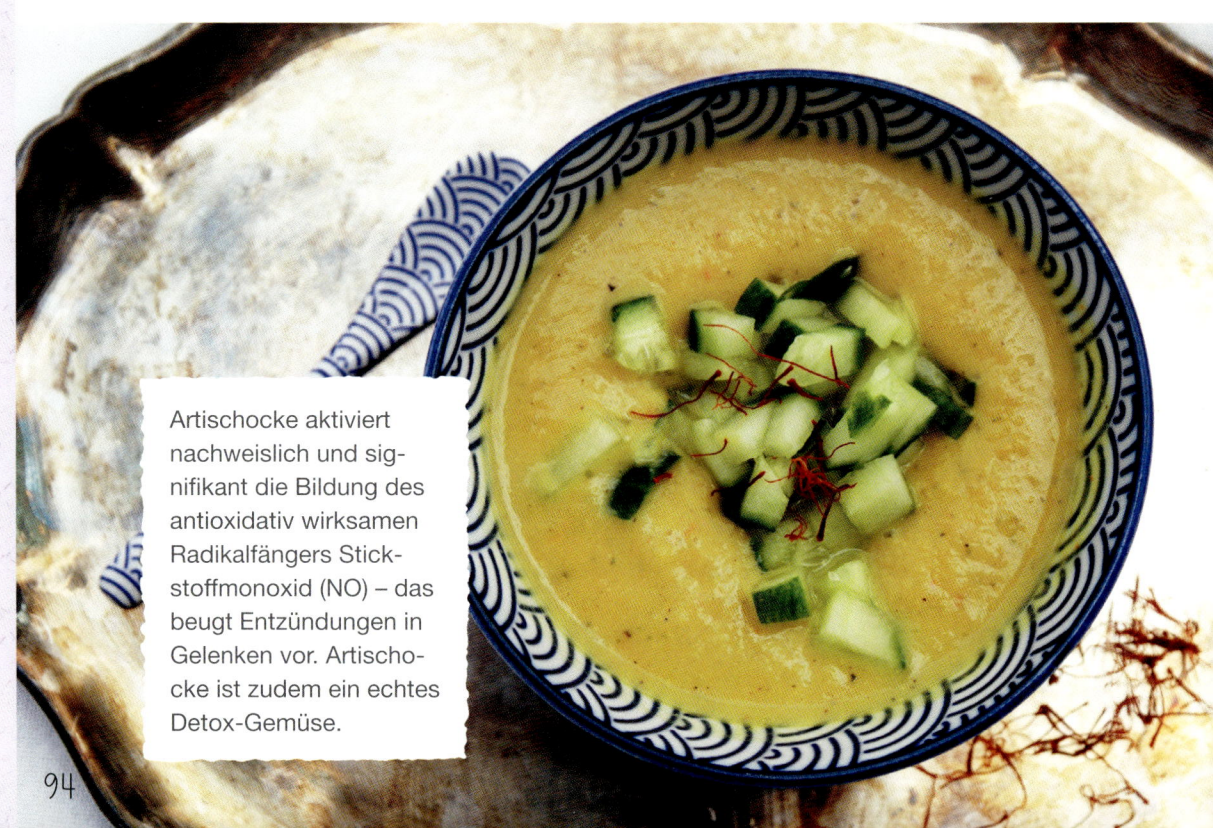

Artischocke aktiviert nachweislich und signifikant die Bildung des antioxidativ wirksamen Radikalfängers Stickstoffmonoxid (NO) – das beugt Entzündungen in Gelenken vor. Artischocke ist zudem ein echtes Detox-Gemüse.

SCHONZEIT IM DARM

Intervallfasten entspricht der Steinzeitnatur des Menschen: Die urzeitlichen Jäger und Sammler waren nicht immer erfolgreich, und so kam es gelegentlich zu unfreiwilligen Fastentagen. Intervallfasten bedeutet phasenweises Fasten: Auf eine Phase normaler Nahrungsaufnahme folgt eine Fastenzeit – der zeitliche Abstand (Intervall) zwischen Essens- und Fastenphase kann verschieden lang sein. Sie fasten also nicht am Stück (Fastenkur), sondern regelmäßig zwischendurch. Welches Intervall Sie wählen, bleibt Ihnen überlassen. Ihr wichtigstes Ziel: Sie möchten abnehmen.

Fastenkodex

- In Fastenzeiten nehmen Sie nur Flüssigkeit auf: Wasser, ungesüßter Tee, verdünnte Gemüsebrühe, mindestens 2 Liter pro Tag.
- In Fastenzeiten lassen Sie so weit möglich alles weg, was nicht lebensnotwendig ist: Nikotin, Alkohol, Süßigkeiten, Kaffee, Schwarztee etc.
- In Fastenzeiten vermeiden Sie Stress, Termindruck und Zerstreuung. Sie üben sich in Gelassenheit.
- In Fastenzeiten widmen Sie sich dem, wonach Ihr Körper verlangt: Sie schlafen sich aus, Sie sind sportlich aktiv, Sie lesen oder genießen Musik …
- Für Essenszeiten gilt: Low Carb statt Zucker. Das heißt, Sie verzichten weitgehend auf Kohlenhydrate (Kartoffeln, Reis, Pasta, Brot). Mit Modern Paleo (siehe S. 84) sind Sie auf der sicheren Seite – Sie möchten ja abnehmen.

Intervall-Varianten

Der Vorteil von Intervallfasten besteht unter anderem darin, dass die Fastenzeit weniger als zwei Tage beträgt. Wird länger als zwei Tage gefastet, stellt sich der Stoffwechsel auf den Notfallmodus um. Das bleibt Ihnen beim Intervallfasten erspart. Sie suchen sich das am besten passende Intervall aus:

7:1-Intervall (24 Stunden)
Sie legen einen Wochentag fest, an dem Sie 24 Stunden nüchtern bleiben. Sie können von Abendessen zu Abendessen oder von Frühstück zu Frühstück fasten.

5:2-Intervall
Sie essen fünf Tage, was Sie möchten, gefolgt von zwei Fastentagen. An beiden Fastentagen dürfen Sie je 500 Kalorien aufnehmen, nach Belieben aufgeteilt.

Entlastung: Intervallfasten

16:8-Intervall
Hier steht eine Fastenzeit von 16 Stunden an. Wie Sie die Fastenzeit in Ihren Tagesablauf einpassen, bleibt Ihnen überlassen. Das heißt beispielsweise, dass Langschläfer, die um 12 Uhr frühstücken, bis 20 Uhr noch etwas essen dürfen.

20:4-Intervall
„Warrior-Diät": Sie dürfen 20 Stunden keine Kalorien aufnehmen (500 Kalorien aus Obst, Gemüse oder Fruchtsäften sind erlaubt.) In den restlichen vier Stunden dürfen Sie essen, was Sie möchten.

36:12-Intervall
An einem Tag essen Sie von 8 Uhr morgens bis 20 Uhr abends normal (zwölf Stunden). Am nächsten Tag nehmen Sie keine Nahrung auf, erst am übernächsten (36 Stunden). Sie fasten de facto jeden zweiten Tag.

BEERENBLUT

Zutaten für zwei Personen:
300 g gemischte Beeren (TK)
4 Stiele Zitronenmelisse oder Minze
300 ml Granatapfelsaft
(oder Kirschsaft)
100 ml Mineralwasser

Zubereitung:
Die Beeren in den Mixer geben. Die Zitronenmelisse waschen und trocken schütteln. Die Blätter abzupfen und zugeben. Granatapfelsaft und Wasser eingießen. Alles zu einer homogenen Flüssigkeit durchmixen.

Tipp: Mit Kirschen verfeinern Sie das Aroma noch. Auch Koriander ist eine gute Wahl.

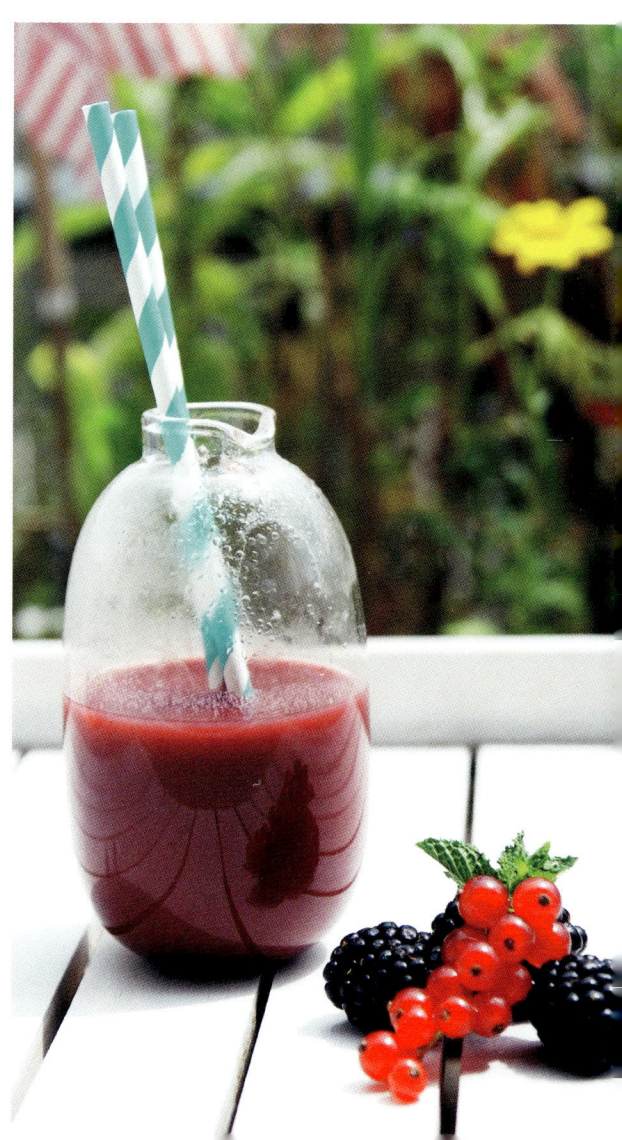

Abnehmen für Eilige: Fasten soft

Intervallfasten ist genau richtig für den gesundheitsbewussten und leistungsorientierten Menschen von heute. Wer kann sich im postmodernen Arbeitsleben noch eine Auszeit von zwei Wochen Kur leisten? Sie können Ihre übliche Routine voll beibehalten, arbeiten und Ihr Fitnesstraining machen. Ein oder zwei Tage nichts zu essen oder 16 Stunden auf Kalorien zu verzichten, sollte immer möglich sein. Wenn Sie nicht danach gefragt werden, merkt niemand, dass Sie Intervallfasten praktizieren und langsam aber sicher abnehmen.

Entscheiden Sie sich für eine Intervallvariante, die am besten zu Ihrem Tagesablauf passt, und testen Sie sieben Tage, ob Sie damit zurechtkommen. Ist das der Fall, halten Sie konsequent die Fastenzeiten ein – ein oder zwei Tage pro Woche, jeden zweiten Tag, 16 oder 20 Stunden ohne Kalorien. Sie beachten den Fastenkodex und nehmen nur Fastengetränke zu sich. Mehr müssen Sie nicht tun.

Da Sie fest entschlossen sind, abzunehmen, wählen Sie für die Essensphase die moderne Steinzeitkost. Sie ist kohlenhydratarm und insulinschonend. Die Rezepte in diesem Buch sind darauf abgestimmt. Hochwertiges Eiweiß und hochwertige Fette machen hervorragend satt und fördern die „Fettverbrennung". Die gesunde Ernährung ist der wichtigste Faktor für reibungsloses Abspecken. Wenn Sie beruflich stark gefordert sind, gönnen Sie sich an Essenstagen einen Teller Pasta. Sie sollen ja nicht hungern! Auch sporadische „Sünden" gefährden Ihren Abnehmkurs nicht.

Der zweitwichtigste Faktor für das Projekt Abnehmen ist Ihre Fitness: Sie machen konsequent Ihr Training. Gesunde Ernährung und körperliche Fitness sind das Erfolgsrezept. Sie werden sehen, es funktioniert. Intervallfasten ist mehr als Gewichtsreduzierung – es ist Bestandteil des gesunden Lebensstils.

Generell gilt: Beachten Sie die Signale Ihres Körpers. Gehen Sie nicht zu dogmatisch mit den Fastenvorgaben um. Jeder Mensch ist einzigartig und sollte den am besten passenden Weg zum Wohlfühlgewicht finden.

Fastengetränke

Fastengetränke enthalten basische Stoffe, Vitamine und Mineralstoffe, die die Entschlackung und Entgiftung fördern. Mindestens 2, besser 3 Liter Flüssigkeit sollten Sie pro Tag aufnehmen. Genießen Sie jeden Schluck Flüssigkeit im Mund, bis er erwärmt oder abgekühlt ist. Trinken Sie schluckweise.

- Wasser pur, lauwarm oder heiß oder mit Zitronensaft
- Kräutertee (z. B. Kamille, Melisse, Malve, Fenchel, Pfefferminze)
- Früchtetee (z. B. Hagebutte, Apfel)
- Gemüsesuppe oder Saft, stark verdünnt, kalt, warm oder heiß
- Verdünnen Sie Gemüse- und Obstsäfte 1:1 oder mehr mit Wasser.

Entlastung: Intervallfasten

Auszeit für den Stoffwechsel

Im Vergleich zu Fastenkuren ist Intervallfasten sanftes Detox. Es kommt nicht zur Fastenkrise wie beim Heilfasten. Für zwei Fastentage reichen Ihre Energiereserven locker aus. Im Verbund mit Bewegung und gesunder Steinzeitküche verbrennen Sie fortlaufend mehr Kalorien, als Sie aufnehmen. Die Energiebilanz bleibt negativ und Ihre Pfunde purzeln. Sie bleiben dabei – geduldig und optimistisch.

Fastentage und die Steinzeitküche entlasten Ihren Zuckerstoffwechsel enorm. Gar keine Kohlenhydrate (Fastenzeit) plus Low Carb (Essenszeit) verhindern hochschießende Blutzuckerspiegel – eine Auszeit für den Stoffwechsel. Insgesamt tendiert der Körper in Fastenzeiten zur Entschleunigung. Sie werden überraschend niedrige Blutdruckwerte messen.

In Fastenphasen geben Sie dem Körper mindestens zehn Stunden Zeit, eine Mahlzeit in Ruhe zu verdauen. Anschließend werden gespeicherte Energiereserven mobilisiert, z. B. Fett. Zum Verlust von Muskeleiweiß kommt es nicht, da die Eiweißversorgung 15 bis 16 Stunden gesichert ist. Intervallfasten verbessert auch die Verdauungsleistung und Nährstoffverwertung bei normaler Nahrungsaufnahme. Deshalb wird explizit und grundsätzlich gesunde Ernährung empfohlen.

Wie lange soll das Intervallfasten dauern? Das ist nicht festgelegt. Sie können so lange intermittierend fasten, bis Sie Ihr Wohlfühlgewicht erreicht haben.

Info: Fastenzeit

- Keine überzogenen Erwartungen! Sie werden Geduld und Stehvermögen brauchen. Ihr Körper benötigt Zeit, um sich auf die Veränderung der Energiezufuhr einzustellen. Mit kleinen Schritten erreichen Sie Ihr großes Ziel.
- Unterschätzen Sie nicht die „Power" von Fastenzeiten! Der ganze Körper reagiert. Es geht auch um Entgiftung, Ausscheidung und Reinigung. Es könnte beispielsweise sein, dass Sie eine ungewohnte Klarheit im Kopf bemerken.
- Essen Sie bewusst gesund, nicht zu viel, nicht zu wenig!
- Halten Sie die Vorgabe für die Flüssigkeitsaufnahme an Fastentagen ein: 2 bis 3 Liter Wasser. Ein Muss für Detox!
- Achten Sie darauf, dass Sie nach 20 Stunden Fasten ausreichend portionierte Mahlzeiten zu sich nehmen! Es könnte sein, dass Ihnen das schwerfällt.
- Wer darf fasten? Jeder, der sich gesund fühlt, abnehmen und regenerieren möchte.
- Wer sollte fasten? Menschen mit ungesundem Lebensstil, Bluthochdruckneigung, mit erhöhten Blutfett- und Blutzuckerwerten, mit Anfälligkeit für „dickes Blut" und/oder Gicht.
- Wer darf nicht fasten? Schwangere und stillende Frauen, Menschen mit Blutungsneigung (Bluter), Schilddrüsenüberfunktion, Schwindelanfälligkeit, Typ-1-Diabetes, Krebserkrankung, Untergewicht, psychischen Störungen sowie Kinder unter zehn Jahre.

ESSENSZEIT: SIEBEN TAGE 16:8

Hier kommt ein beispielhafter Ernährungsplan für 16:8-Intervallfasten an sieben Tagen. Das heißt, Sie dürfen jeden Tag acht Stunden essen und bleiben 16 Stunden nüchtern. Die tägliche Fastenzeit von 16 Stunden muss unbedingt eingehalten werden. Ob Ihre Essenszeit um 8 Uhr morgens oder um 12 Uhr mittags beginnt, entscheiden Sie selbst – Hauptsache Fastenzeit. Auf dem Weg zum Wohlfühlgewicht folgen Sie den Prinzipien des Anti-Arthrose-Programms: moderne Steinzeitkost, regelmäßiges Training und entspannte Erholung.

- Sie kochen nach den Vorgaben von Modern Paleo, Fokus Low Carb (siehe S. 84).
- Sie machen Ihr gewohntes Fitnesstraining – Rücken-, Kraft- und Ausdauertraining, Yoga, Pilates … was immer Sie sich ausgesucht haben.

Und schon geht es los …

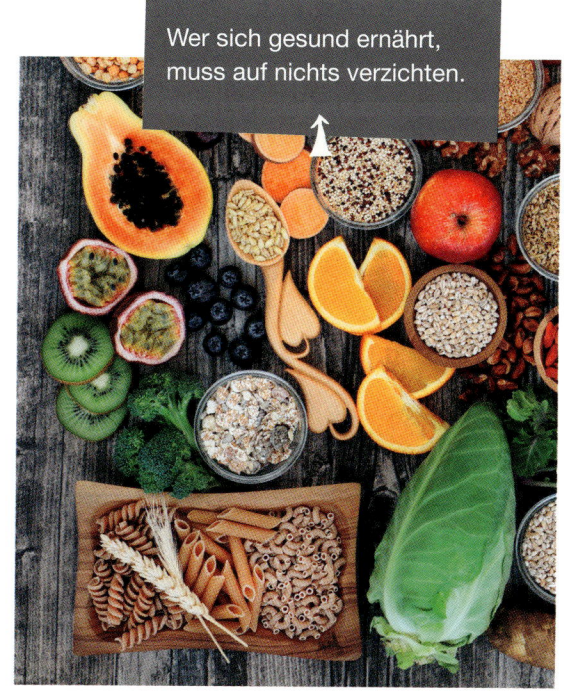

Wer sich gesund ernährt, muss auf nichts verzichten.

Tag 1

Sie frühstücken ab 8 Uhr und dürfen ab 16 Uhr nichts mehr essen.

08.00 Uhr	ungesüßter Kaffee, Beeren-Porridge (siehe S. 91), eine Scheibe Vollkorntoast
10.00 Uhr	1 Apfel
12.00 Uhr	Ofensardinen (siehe S. 27), nachmittags: Erbsen-Minze-Mus auf Blinis (siehe S. 58), 1 Banane, Wasser
16.00 Uhr	Fastenzeit.

Tag 2

Sie lassen das Frühstück ausfallen, essen erst mittags und dürfen ab 20 Uhr nichts mehr essen.

08.00 Uhr	Vormittags Espresso pur und reichlich Mineralwasser – mit Limettenspritzern und Minz- oder Korianderblättern
10.00 Uhr	Mineralwasser, Kräutertee
12.00 Uhr	Zaru-Soba (siehe S. 124), Löwenzahn mit Hühnchen und Feige (siehe S. 70)
16.00 Uhr	1 Birne, Mineralwasser
18.00 Uhr	Brokkoli-Sojasprossen-Suppe (siehe S. 19), Kalmar-Tintenbeutel (siehe S. 20), Mineralwasser, abends: Schoko-Zimt-Muffin (siehe S. 76)
20.00 Uhr	Fastenzeit.

Tag 3

Sie frühstücken ab 8 Uhr und dürfen ab 16 Uhr nichts mehr essen.

08.00 Uhr	Grüner Tee, Mangold-Möhren-Rösti mit Wachtelei (siehe S. 28)
10.00 Uhr	Joghurt natur mit Früchten (Mango, Blaubeeren), grüner Tee, Beerenblut (siehe S. 96)
12.00 Uhr	Kurkuma-Suppe (siehe S. 90), Lachssteak mit Zitronengras (siehe S. 120), nachmittags: Espresso pur, Mineralwasser, Kimchi (siehe S. 82)
16.00 Uhr	Fastenzeit.

Tag 4

Sie frühstücken erst ab 10 Uhr und dürfen ab 18 Uhr nichts mehr essen.

08.00 Uhr	grüner Tee, Mineralwasser mit Grapefruit-Limetten-Spritzern
10.00 Uhr	Papaya-Galaxie (siehe S. 111), Espresso pur, Mineralwasser
12.00 Uhr	Meeresfrüchtefang (siehe S. 114)
16.00 Uhr	Weißkohl-Curry (siehe S. 81), spätnachmittags: 1 Banane, Kohlrabi-Apfel-Salat (siehe S. 104), Mineralwasser
18.00 Uhr	Fastenzeit.

Tag 5

Sie frühstücken ab 8 Uhr und dürfen ab 16 Uhr nichts mehr essen.

08.00 Uhr	grüner Tee, mit Mineralwasser verdünnter Fruchtsaft (½ Grapefruit, 1 Limette frisch gepresst), Beeren-Porridge (siehe S. 91)
10.00 Uhr	Avocado-Kakao-Creme (siehe S. 115), Vollkornbrot mit Quark, 1 Apfel
12.00 Uhr	Fischsuppe Nippon (siehe S. 108), Königskrabbe im Orangennest (siehe S. 71), nachmittags: Espresso pur, Mineralwasser, Erbsen-Minze-Mus auf Blinis (siehe S. 58), Vollkornbrot
16.00 Uhr	Fastenzeit.

Tag 6

Sie lassen das Frühstück ausfallen, essen erst mittags und dürfen ab 20 Uhr nichts mehr essen.

08.00 Uhr	vormittags grüner Tee und reichlich Mineralwasser mit Zitronenspritzern
10.00 Uhr	Mineralwasser, grüner Tee
12.00 Uhr	Artischockensuppe mit Gurke (siehe S. 94), Loup de mer Jona (siehe S. 59)
16.00 Uhr	Schoko-Zimt-Muffin (siehe S. 76), Espresso pur, Mineralwasser, 1 Banane
18.00 Uhr	Ofensardinen (siehe S. 27), Caramel-Cashew-Bombe (siehe S. 77)
20.00 Uhr	Fastenzeit.

Tag 7

Sie frühstücken erst ab 10 Uhr und dürfen ab 18 Uhr nichts mehr essen.

08.00 Uhr	Espresso pur, Mineralwasser mit Zitronenspritzern und Minzblättern
10.00 Uhr	Beerenblut (siehe S. 96), Erbsen-Minze-Mus auf Blinis (siehe S. 58), Vollkorntoast
12.00 Uhr	Momordica-Teich (siehe S. 125), Mangold-Möhren-Rösti mit Wachtelei (siehe S. 28), Mineralwasser, Cappuccino pur
16.00 Uhr	Kohlrabi-Apfel-Salat (siehe S. 104), Kalmar-Tintenbeutel (siehe S. 20), spätnachmittags: Kimchi (siehe S. 82), 1 Apfel
18.00 Uhr	Fastenzeit.

GELENKSCHUTZ: VITALSTOFFE

Zu den Vitalstoffen zählen körpereigene und essenzielle Stoffe: Vitamine, Mineralstoffe, Aminosäuren und Fettsäuren. Mangelzustände können die Entstehung von Arthrose fördern. Bevor Sie über operative Gelenkeingriffe irgendwelcher Art nachdenken, sollten Sie sicher sein, dass kein Vitalstoffmangel vorliegt. Antioxidative und antientzündliche Vitalstoffe tragen wirksam dazu bei, dass Sie vor Gelenkproblemen geschützt sind.

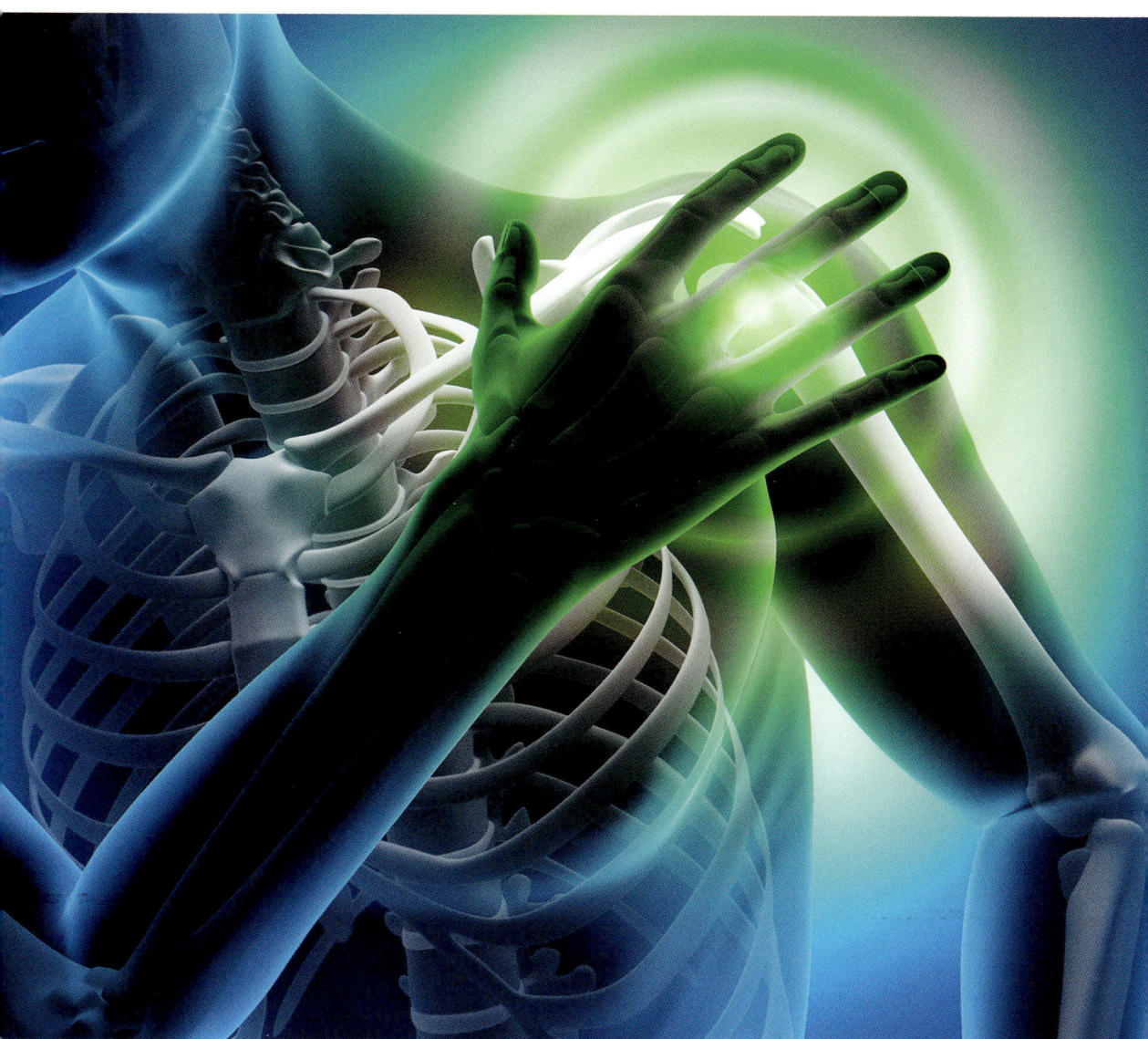

FOLSÄURE

Das wasserlösliche Vitamin B9 (Folsäure) ist reichlich in grünem Gemüse, Obst und Salat enthalten – je frischer und knackiger die Nahrungsmittel, desto mehr Folsäure ist drin. Folsäure ist am Energiestoffwechsel beteiligt, wird für die Produktion roter Blutkörperchen gebraucht, stärkt das Immunsystem und die Abwehrleistung weißer Blutkörperchen, schützt vor Blutarmut (Anämie) und nervösen Störungen sowie vor Missbildungen bei ungeborenen Kindern. Darüber hinaus ist Folsäure als Coenzym für Gene, für die Eiweißproduktion, die Zellteilung, Zellvermehrung und das Gewebewachstum von größter Bedeutung – ein wahres Elixier des Lebens. B-Vitamine wie Folsäure beeinflussen den Knochenstoffwechsel und sind an der Kollagensynthese beteiligt – die für die Knorpelgesundheit sehr wichtig ist. Folsäure ist eine Komponente des Homocystein-Methionin-Stoffwechsels. Erhöhte Homocysteinwerte im Blut (>8 µmol/l) stören die Quervernetzung von Kollagenfasern und erhöhen das Risiko für Osteoporose und Knochenbruchanfälligkeit. Lassen Sie Ihren Homocysteinwert im Labor bestimmen. Nahrungsergänzung mit Folsäure verringert das Knochenbruchrisiko, insbesondere im höheren Lebensalter.
Folsäuremangel ist weit verbreitet. Fachgesellschaften empfehlen die tägliche Aufnahme von 400 Mikrogramm (µg) Folsäure (Schwangerschaft: 600 µg). Folsäure ist preiswert und via Internet erhältlich.

Folsäure: Lebensmittel

Kalbs-, Rinder-, Schweineleber, Rindersteak, Schweineschnitzel, Hering, Seelachs, Eier, Milch, Milchprodukte, Weiß-/Blumenkohl, Erbsen, Linsen, Spinat, Blattsalate, dunkelgrüne Blattgemüse, Gurken, Tomaten, Wal-/Erdnüsse, Erdbeeren, Orangen, Weizenkeime, Bäckerhefe, Bitterschokolade

VITAMIN B12

Vitamin B12 ist ein wasserlösliches Vitamin und ein lebenswichtiger (essenzieller) Nährstoff, der nur von Mikroorganismen (Bakterien) produziert werden kann. Der Mensch ist auf die B12-Zufuhr durch Nahrungsmittel tierischen Ursprungs angewiesen: Leber, Fleisch, Milch, Käse und Eier. Winzige Mengen Vitamin B12 entscheiden über Gesundheit oder Krankheit!
Vitamin B12 fungiert unter anderem als Coenzym für elementare Prozesse in lebenden Zellen, etwa für Methylierungen und für die Zellteilung. Alle Körperzellen benötigen Vitamin B12. Erkenntnisse der letzten Jahrzehnte weisen darauf hin, dass B-Vitaminmangel, insbesondere B12- und Folsäuremangel, ein bedeutender Risikofaktor für die Gesundheit von Herz (Arteriosklerose), Hirn (Demenz) und Knochen/Gelenken (Arthrose/Arthritis) ist. B12-Mangel lässt sich leicht erkennen und problemlos beseitigen – wenn man danach sucht. B12-Mangel ist weit verbreitet, bleibt aber oft jahrelang unentdeckt und kann Psychosyndrome, Erschöpfungs- und Burnout-Zustände verursachen.
B-Vitamine wie B12 beeinflussen den Knochenstoffwechsel und sind an der Kollagensynthese und am Homocystein-Methionin-Stoffwechsel beteiligt. Zu hohe Homocysteinwerte im Blut (>8 µmol/l) stören die Quervernetzung von Kollagenfasern und erhöhen das Risiko für Osteoporose und Knochenbruchanfälligkeit. Lassen

Vitamin B12: Lebensmittel

Rinder-/Schweineleber, Rindersteak/Schweineschnitzel gebraten, Hering, Seelachs, Eier, Milch, Milchprodukte, Bitterschokolade

Sie Ihren Homocysteinwert in einem Fachlabor bestimmen.

Nahrungsergänzung mit Vitamin B12 verringert das Knochenbruchrisiko, insbesondere im höheren Lebensalter. Vegetarier sind für B12-Mangel besonders anfällig. Oftmals mangelt es an allen drei wichtigen Vitaminen (B6, Folsäure, B12). Ein besonderes Kennzeichen von B12-Mangel ist, dass er Monate und Jahre unbemerkt bleiben kann – ohne irgendwelche Beschwerden.

Ein gesunder Erwachsener braucht etwa 3 µg Vitamin B12 pro Tag. Vorbeugend wird die kombinierte Supplementierung mit Folsäure (1,0 bis 2,5 mg pro Tag), Vitamin B12 (500–1000 µg pro Tag) und Vitamin B6 (20–50 mg pro Tag) empfohlen. Vitamin B12 ist sehr preiswert, ungiftig, auch in hoher Dosierung sehr gut verträglich und via Internet verfügbar. Bevorzugen Sie B12-Präparate mit Methylcobalamin.

Vitamin-B12-Status

Die Bestimmung folgender Laborwerte wird empfohlen (der B12-Serumwert ist unzuverlässig!):
- Holotranscobalamin (Holo-TC) im Serum: 35–171 pmol/l (Selbsttest: www.cerascreen.de)
- Methylmalonsäure (MMA) im Urin: ≤ 3,8 µg MMA/mg Kreatinin (Selbsttest: www.medivere.de)
- Homocystein im Nüchternplasma/ -serum: < 8 µmol/l (Hausarzt/Fachlabor)

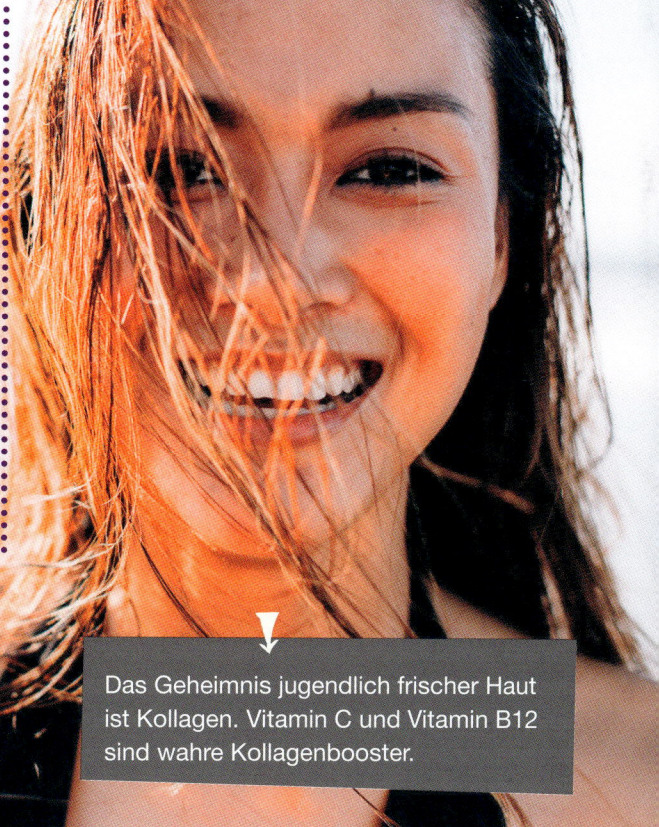

Das Geheimnis jugendlich frischer Haut ist Kollagen. Vitamin C und Vitamin B12 sind wahre Kollagenbooster.

KOHLRABI-APFEL-SALAT

Zutaten für zwei Personen:
½ Kopfsalat
200 g grünschalige Äpfel (z. B. Granny Smith)
300 g Kohlrabi
1 Schalotte
4 EL Apfelessig
½ gehäufter TL Senf, mittelscharf
2 EL Honig
2 EL Olivenöl
25–30 g Goji-Beeren
1 EL grüner Pfeffer aus dem Glas oder frisch

Zubereitung:
Den Kopfsalat zerkleinern, waschen und trocken schleudern. Äpfel und Kohlrabi schälen, mit dem Gemüsehobel fein raspeln. Alles in eine Schüssel geben.
Für das Dressing die Schalotte schälen und fein würfeln. Essig, Senf, Honig, Schalotten und Öl vermengen. Das Dressing über den Salat träufeln und gut untermischen. Goji-Beeren und grünen Pfeffer hinzugeben. Auf Teller verteilen und servieren.

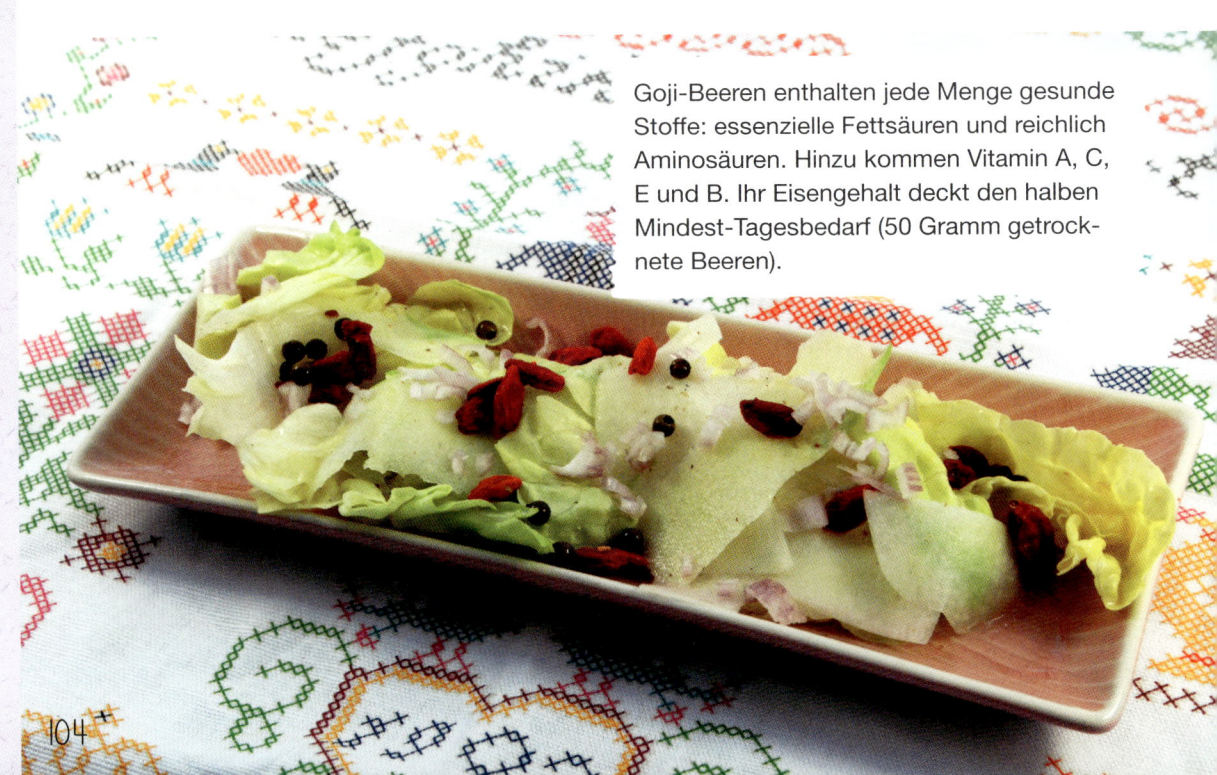

Goji-Beeren enthalten jede Menge gesunde Stoffe: essenzielle Fettsäuren und reichlich Aminosäuren. Hinzu kommen Vitamin A, C, E und B. Ihr Eisengehalt deckt den halben Mindest-Tagesbedarf (50 Gramm getrocknete Beeren).

VITAMIN C

Vitamin C (Ascorbinsäure/Ascorbat) ist überwiegend in frischem Obst und Gemüse in größerer Menge enthalten. Da Vitamin C durch Hitzeeinwirkung zerstört wird, ist bei Lebensmitteln, die durch Wärmeanwendung haltbar gemacht oder ungekühlt länger gelagert wurden, mit Vitamin-C-Verlusten zu rechnen.

Vitamin C erfüllt im Körper wichtige Aufgaben, vor allem als Radikalfänger (Antioxidans) und Cofaktor biochemischer Reaktionen. Die überragende Bedeutung des Nährstoffes Vitamin C für die Gesundheit ist unumstritten und wissenschaftlich gut belegt. Wasserlösliches Vitamin C gilt als potentes Anti-Aging-Vitamin und Stärkungsmittel des Nerven- und Immunsystems. Es aktiviert den Fettstoffwechsel, Hormone und Enzyme, die Kollagenbildung im Bindegewebe und die Verdauung.

Vitamin C hat für die Synthese und den Schutz von Kollagen größte Bedeutung. Es fördert die Gewebe- und Knorpelbildung und stabilisiert die Gefäßwände. Kollagenfibrillen finden sich in der Haut, in Bändern, Sehnen, Knorpelgewebe, Knochen, Blutgefäßen, Eingeweiden und in Bandscheiben, in der Hornhaut und im Muskelgewebe. 25 bis 35 Prozent der Eiweißgesamtmasse entfallen auf Kollagen, das am häufigsten vorkommende Protein im menschlichen Körper. Bei Arthrosepatienten findet man häufig niedrige Vitamin-C-Spiegel im Blut. Je mehr Vitamin C zugeführt wird, desto besser sind Sie vor Arthrose geschützt und desto langsamer verläuft eine bestehende Arthrose.

Hier die wichtigsten Vitamin-C-Fakten in Bezug auf Kollagen und den Knochenstoffwechsel:

- Vitamin-C-Mangel ist ein häufig unterschätzter Faktor bei degenerativen Bandscheibenerkrankungen und Arthrose im höheren Lebensalter.
- Ein ausreichendes Vitamin-C-Angebot sorgt für gesunde, schöne Haut. Vitamin C fördert die Proliferation, Migration und Replikation von Fibroblasten – und die rasche Abheilung von Hautverletzungen.
- Je höher die Vitamin-C-Dosis ist, desto mehr Kollagen wird von humanen Fibroblasten produziert. Wer gut mit Vitamin C versorgt ist, sorgt für optimale Kollagendichte in der Haut und schützt die Gelenkknorpel.
- Da Kollagen an der Bildung einer dichten Gewebematrix beteiligt ist, was die Festigkeit verbessert, unterstützt Vitamin C auch den Aufbau belastbarer Knochen.
- Vitamin C aktiviert zahlreiche Hormone, regt insbesondere die Bildung von Nebennierenhormonen zur Stressbewältigung an. Darüber hinaus beeinflusst Vitamin C Hormone des zentralen Nervensystems günstig – Hormone, die den Menstruationszyklus sowie das Wachstum und die Knochen-/Knorpelbildung steuern sowie Stressreaktionen regulieren.

Um die Knochenbildung, die Qualität und Dichte von Knochen zu erhalten, wird Vitamin C gebraucht. Es fördert den Einbau von Calcium in Knochen, schützt vor Calciumverlusten und bekämpft oxidativen Stress, der den Calciumeinbau stört.

C-Supplementierung kann dosisabhängig Knochenbrüchen bei älteren Menschen vorbeugen – je höher die Dosierung, desto weniger Knochenbrüche. Ältere Patienten mit Hüftfrakturen haben häufig zu wenig Vitamin C im Blut.

- Die Anwendung von C-Supplementen ist eine gleichwertige Alternative, wenn die Zufuhr aus der Nahrung unzureichend ist. Sie haben die Möglichkeit, sehr preiswert liposomal verkapseltes Vitamin C selbst herzustellen. Diese Vitamin-C-Zubereitung ist auch in hoher Dosierung (≥ 1000 mg pro Tag) oral sehr gut verträglich und wirksam (siehe Lesetipps S. 126).
- Ein Vorteil der Vitamin-C-reichen Ernährung besteht darin, dass Sie zusätzlich jede Menge

Gelenkschutz: Vitalstoffe

andere gesunde Nährstoffe aufnehmen: Mineralstoffe und Spurenelemente, Ballaststoffe, sekundäre Pflanzenstoffe, hochwertige Fettsäuren. Zusätzlich werden Sie reichlich mit Flüssigkeit versorgt.

- Ein Vorteil der Supplemente besteht in der Möglichkeit, Vitamin C in unterschiedlicher Dosierung gezielt zur Vorbeugung (niedrigere regelmäßige Dosierung) und Behandlung von Beschwerden und Erkrankungen (temporär hohe Dosierung zur Akutbehandlung) einzusetzen – Arthrose inklusive.

Vitamin C: Lebensmittel

Ananas, Apfel, Banane, Blumenkohl, Brokkoli, Brombeere, Clementine, Erdbeere, Fenchel, Grapefruit, Grünkohl, Heidelbeere, Himbeere, Kartoffel, Kirsche, Kiwi, Kohlrabi, Kresse, Lauch, Mandarine, Mango, Mangold, Meerrettich, Orange, Papaya, Paprika, Petersilie, Pfirsich, Radieschen, Rettich, Rosenkohl, rote Johannisbeere, schwarze Johannisbeere, Spinat, Stachelbeere, Tomate, Weißkohl, Wirsing, Zitrone, Zuckermelone

VITAMIN D

Vitamin D gehört wie die Vitamine A, E und K zu den fettlöslichen Vitaminen. Der Vitamin-D-Stoffwechsel ist eine komplizierte Sache. In mehreren Schritten erzeugt die Körperchemie aus einem Basisfettstoff (Cholesterin) ein vielfältig wirksames Hormon, das fast von jeder Zelle benötigt wird, um Funktionen an- oder abzuschalten. Vitamin D ist zwar auch in Pflanzen und Pilzen enthalten (Vitamin D2), wird aber für den benötigten Bedarf zu 95 Prozent durch UVB-Strahlung aus dem Sonnenlicht in der Haut höherer Tiere gebildet (Vitamin D3). Aktuellen Erkenntnissen zufolge ist Vitamin D ein hochpotenter Immunverstärker. Ein gesundes und starkes Immunsystem ohne ausreichend Vitamin D im Blut ist nicht denkbar! Vitamin D hat für den Knochenstoffwechsel besondere Bedeutung. Bis vor 50 Jahren glaubte man, dass das Vitamin ausschließlich für den Knochenstoffwechsel zuständig sei: Vitamin D fördert die Aufnahme von Calcium aus dem Darm und den Einbau des Mineralstoffs in den Knochen (Mineralisation). Es beeinflusst zudem die Vermehrung und Differenzierung von Knorpelzellen (Chondrozyten) und stimuliert auch die Produktion von Proteoglykanen. Echter Baustoff für Knorpel.

Vitamin-D-Mangel ist weit verbreitet. Mindestens zwei Drittel der Menschen sind hierzulande mit Vitamin D unterversorgt. Die Symptome sind unspezifisch: allgemeines Schwächegefühl, Müdigkeit, Antriebsschwäche, Konzentrationsstörungen, Kopf- und Rückenschmerzen, Herzklopfen, Schwindel, Kreislaufschwäche, Burnout, Gelenkprobleme. Je mehr Vitamin D im Blut ist, desto geringer ist die Wahrscheinlichkeit, dass sich Gelenkbeschwerden bemerkbar machen. Studien haben gezeigt, dass Arthrosepatienten sehr häufig einen unerkannten D-Mangel haben. Bei solchen Symptomen oder bei Gelenkproblemen sollten Sie Ihren Vitamin-D-Status bestimmen lassen. Der zugehörige Laborwert heißt 25(OH)D. Ein Vitamin-D-Selbsttest ist via Internet verfügbar (www.cerascreen.de, www.medivere.de).

D-Mangel kann mit D3-Tropfen/Tabletten behoben werden. Sie führen zunächst etwa vier Wochen 10 000–20 000 IE pro Tag zu. Anschließend nehmen Sie 1000–6000 IE Vitamin D3 täglich ein. Von den häufig ärztlich verordneten „Depot"-Präparaten (z. B. Dekristol, 20 000 IE Vitamin, einmal pro Woche) wird abgeraten: So wie die Sonne seit Jahrmillionen jeden Tag aufs Neue scheint, muss Vitamin D konsequent täglich eingenommen werden, um nachhaltig wirksam zu sein – auch wenn es schwerfällt! Menschliche Steinzeitnatur: Stoffwechselzyklen sind auf den Wechsel von Tag und Nacht von Natur aus eingestellt.

Die ganzjährige Supplementierung ist vor allem im höheren Lebensalter empfehlenswert. Dann profitieren Sie von starken Knochen, einer stabilen Psyche, einem belastbaren Immunsystem, wirksamem Krebsschutz und Arthrosevorbeugung. Vitamin D3 ist ungiftig und auch in hoher Dosierung sehr gut verträglich.

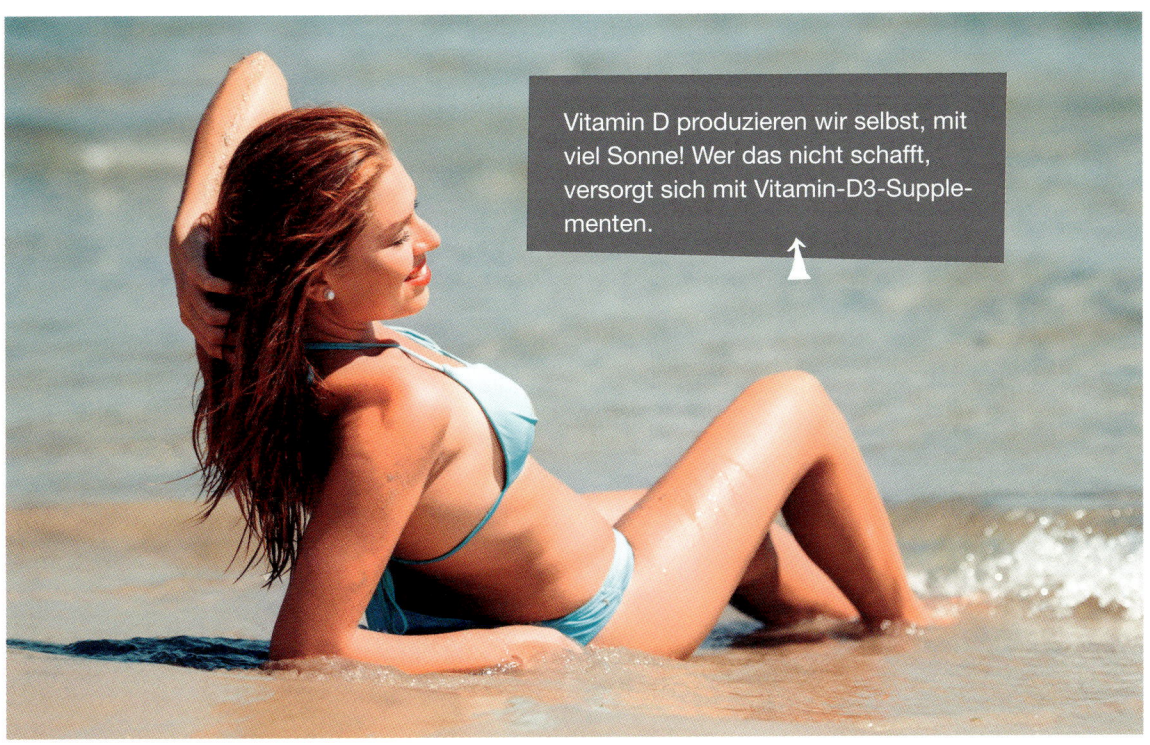

Vitamin D produzieren wir selbst, mit viel Sonne! Wer das nicht schafft, versorgt sich mit Vitamin-D3-Supplementen.

Vitamin-D-Status

25(OH)D	Bewertung
< 20 ng/ml (< 50 nmol/l)	absoluter Mangel
21–29 ng/ml (52–72 nmol/l)	relativer Mangel
30–100 ng/ml (80–250 nmol/l)	regelrechte Versorgung
40–60 ng/ml (100–150 nmol/l)	optimale Versorgung
100–150 ng/ml (250–325 nmol/l)	übermäßige Versorgung

Vitamin D: Lebensmittel
Lachs, Sardinen, Makrele, Thunfisch, Lebertran, Shiitake-Pilze, Avocado, Champignons, Eier, Butter, Käse

FISCHSUPPE NIPPON

Zutaten:
- 6 Shiitake-Pilze
- 100 g Enokitake-Pilze
- 2 Möhren
- 100 g Kabeljau
- 500 ml Fischfond
- 1 TL Mirin-Weißwein
- 1 EL Reisessig
- 50 g getrocknete Thunfischflocken
- 2 Frühlingszwiebeln
- 3 TL Sojasauce

Zubereitung:
Die Shiitake-Pilze putzen und zerkleinern. Die Enokitake-Pilze waschen, trocken tupfen. Die Möhren waschen, schälen und mit dem Sparschäler in feine Scheiben schneiden. Den Fisch in mundgerechte Stücke schneiden.
Den Fischfond in einen Topf geben, Mirin und Reisessig dazugießen, das Gemüse, die Fischflocken und den Fisch hinzufügen. Alles etwa 5 Minuten köcheln lassen. Inzwischen die Frühlingszwiebeln waschen und in feine Ringe schneiden.
Etwas davon als Garnitur beiseitelegen. Den Rest in die Suppe geben und weitere 2 Minuten köcheln lassen. Das Ganze mit Sojasauce abschmecken. Garniert mit frischer Frühlingszwiebel servieren.

Tipp: Nori-Algen machen die Suppe zur japanischen Delikatesse.

> Shiitake liefert reichlich Kupfer und B-Vitamine. Der Pilz ist aber vor allem der Spitzenreiter unter den wenigen pflanzlichen Nahrungsmitteln, die Vitamin D (Vitamin D2/Ergocalciferol) enthalten. In der Sonne getrocknete Shiitake liefern 1600 IE Vitamin D pro 100 Gramm – rekordverdächtig!

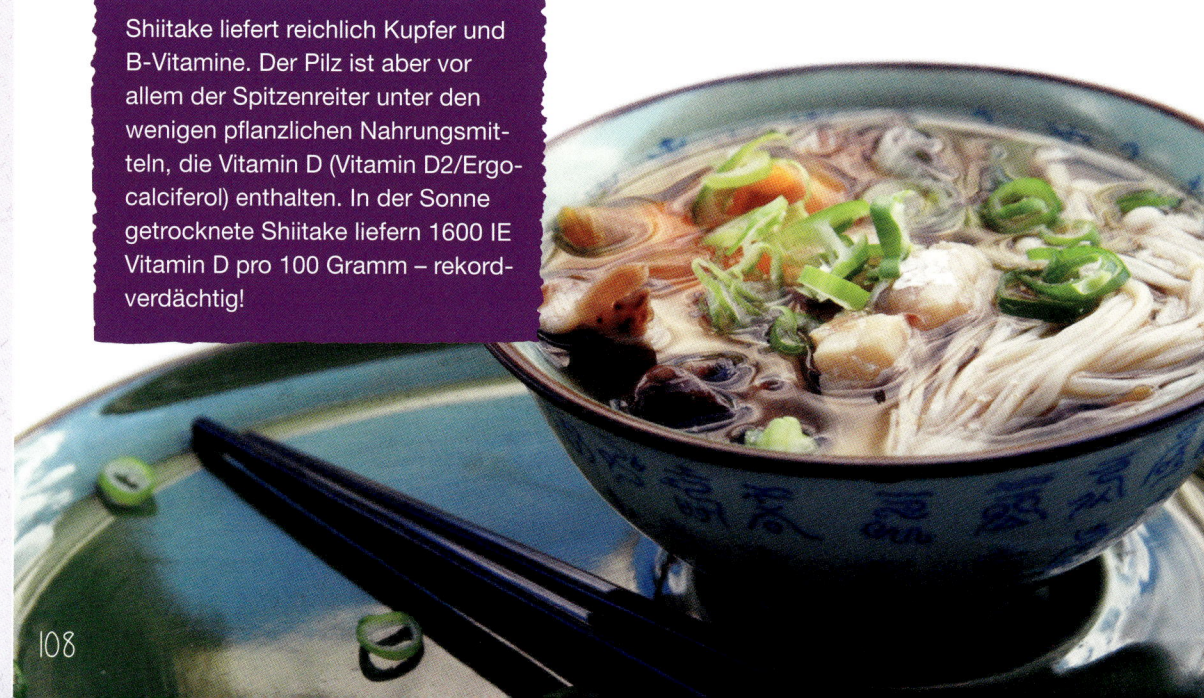

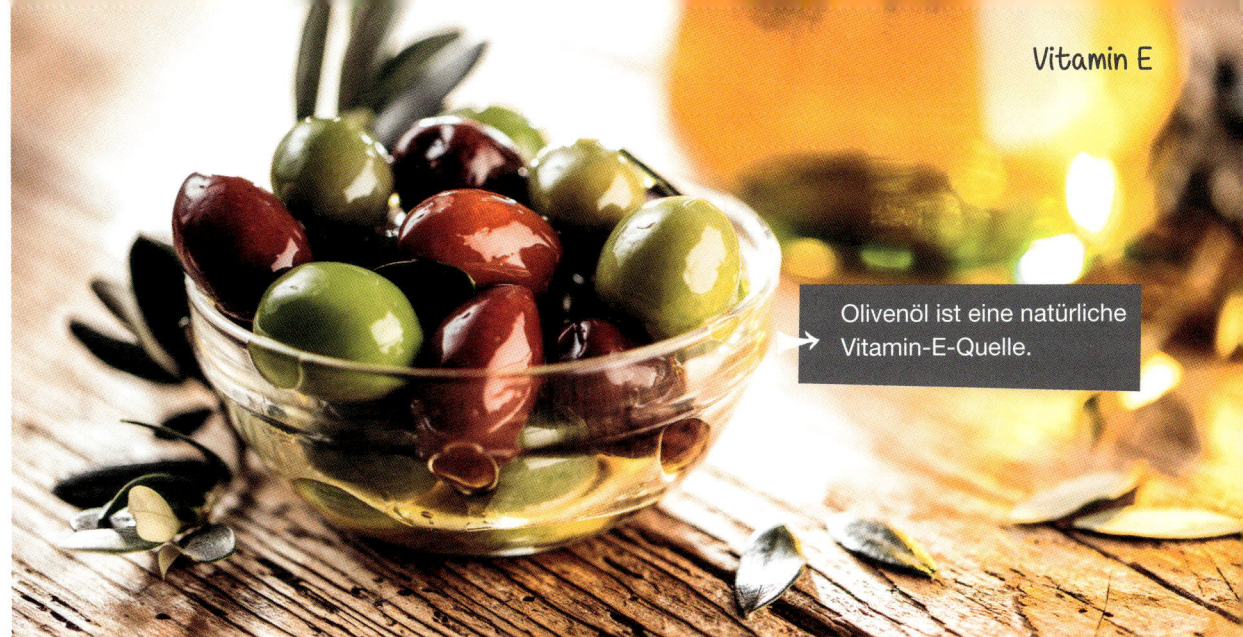

Olivenöl ist eine natürliche Vitamin-E-Quelle.

VITAMIN E

Fettlösliches Vitamin E, das natürlich vorkommende D-Tocopherol, ist antioxidativ wirksam und neutralisiert wie Vitamin C schädliche Sauerstoffradikale. Darüber hinaus beeinflusst es auch den Fettstoffwechsel günstig, kann Arteriosklerose, Herz- Kreislauf- und Krebserkrankungen vorbeugen und vor degenerativen Prozessen wie Arthrose schützen.

Vitamin E ist in allen naturbelassenen Pflanzenölen wie Maiskeim-, Distel-, Oliven-, Weizenkeim-, Soja-, Leinsamen-, Erdnuss- und Sonnenblumenöl enthalten, auch in Mandeln, Haselnüssen und Oliven. Pflanzenöle, etwa für Salate, sind nährstoffreicher und enthalten mehr Vitamin E als andere fettreiche Lebensmittel (etwa Wurst). Die besten pflanzlichen Öle sind Olivenöl, Weizenkeimöl und Sonnenblumenöl. Bevorzugen Sie kalt gepresste Pflanzenöle. Vitamin E ist relativ hitzestabil. Je niedriger die Temperatur und je kürzer die Garzeit, desto mehr Vitamin E bleibt erhalten. Erwachsene sollten mehr als 30 µmol/l Vitamin E im Blut haben. Arthrosevorbeugend wirken vor allem die antioxidativen und antientzündlichen Eigenschaften: Vitamin E schützt Komponenten der Knorpelmatrix vor schädlichem oxidativem Stress. Zudem hemmt es die Produktion von entzündungsfördernden Signalstoffen. Arthrosepatienten haben häufig zu wenig Vitamin E im Blut. Für gesunde Erwachsene werden etwa 400 IE Vitamin E pro Tag empfohlen, bei erhöhtem Bedarf bis zu 1200 IE Vitamin E pro Tag. Studien zeigten, dass durch Vitamin-E-Supplementierung Gelenkschmerzen gelindert werden, und dass sich die Gelenkbeweglichkeit verbessert – verglichen mit Placebo oder dem Schmerzmittel Diclofenac. Die günstigen Vitamin-E-Wirkungen in Bezug auf Arthrose hat man sich bisher nicht erklären können. Sicher ist, dass eine Ernährung, die reichlich Antioxidanzien enthält, den Verlauf der Arthrose günstig beeinflusst. Als Nahrungsergänzungsmittel ist Vitamin E überall erhältlich.

Vitamin E: Lebensmittel

Pflanzenöle: Weizenkeim-, Sonnenblumen-, Maiskeim-, Palm-, Olivenöl; Haselnüsse, Mandeln, Weizenkeime

Gelenkschutz: Vitalstoffe

VITAMIN K

Vitamin K gehört zu den fettlöslichen Vitaminen – K steht für Koagulation (Blutgerinnung). K-Vitamine wurden 1935 als essenzielle Vitalstoffe erkannt und sind an der Aktivierung von Gerinnungsfaktoren beteiligt. Erst in jüngster Zeit hat man weitere K-Funktionen entdeckt, insbesondere die Aktivierung des Knochenproteins Osteocalcin. Vielversprechende Schutzwirkungen von K-Vitaminen erwartet man auch bei Krebserkrankungen und in Bezug auf Arteriosklerose. Außerdem sind antientzündliche Wirkungen nachgewiesen worden. In Pflanzen ist Vitamin K1 für die Photosynthese zwingend erforderlich. Für den Menschen sind zwei K-Vitamine von Bedeutung:

- Vitamin K1: Phyllochinon kommt in Grünpflanzen und teilweise auch in Früchten vor.
- Vitamin K2: Menachinon wird von Bakterien, auch im menschlichen Darm, produziert. K2 hat auch eine wichtige Funktion als Elektronentransporter in Mitochondrien.

Blutgerinnung

Vitamin K aktiviert die Blutgerinnungsfaktoren II, VII, IX und X. Wer Blutverdünner (Cumarin, Phenprocoumarin, Warfarin) einnimmt, sollte auf die Nahrungsergänzung mit Vitamin K verzichten.

Knochenstoffwechsel

Vitamin K ist ein Cofaktor des Knochenstoffwechsels, für die Proteine Osteocalcin und Knochenprotein S sowie Matrix-Gla-Protein (MGP). Das Vitamin ist vor allem am Aufbau harter Knochensubstanz beteiligt (Knochenmineralisation). Studien zeigten, dass das Vitamin K1 das Osteoporoserisiko beeinflusst. Außerdem hemmt Vitamin K den Knochenabbau (durch Osteoklasten). K2 erwies sich bei Frauen nach den Wechseljahren als wirksames Mittel zur Vorbeugung von Osteoporose – Tagesdosis: 45µg Vitamin K2.

Arthrose

Aufgrund der Beteiligung von K-Vitaminen am Knochenstoffwechsel sind auch günstige Wirkungen bei Arthrose zu erwarten. Je mehr Vitamin K zugeführt wird, desto besser wird Osteocalcin verstoffwechselt, desto höher sind die Knochendichtewerte und umso niedriger fällt das Knochenbruchrisiko aus.

K-Vitamine sind reichlich in Grüngemüsen (Spinat, Blattsalate), Hülsenfrüchten (Soja, Linsen, Erbsen) und Kohl enthalten. Die körpereigene K-Produktion (durch Darmbakterien) hat für die adäquate Versorgung eine geringere Bedeutung, als man bislang glaubte.

Für Erwachsene wird die tägliche Aufnahme von 70–80 µg Vitamin K empfohlen (DGE). Als Nahrungsergänzung und zur Vorbeugung von Arthrose sind K-Präparate in Apotheken und im Versandhandel erhältlich. Es gibt auch kombinierte Vitamin-K- und -D-Präparate. Vitamin K1 und K2 sind auch in hoher Dosierung ungiftig – eine K-Hypervitaminose gibt es nicht.

Vitamin K: Lebensmittel

Rosen-, Blumen-, Rot-, Grünkohl, Portulak, Schnittlauch, Spinat, Fenchel, Chicorée, Brokkoli, Sauerkraut, Mungbohnen, Kichererbsen, Linsen, Sojamehl, Sojaöl, Weizenkeime

BOR

Das chemische Element Bor (B) ist ein Halbmetall. Die industrielle Anwendung von Bor ist weit verbreitet. Borverbindungen sind für Säugetiere (auch den Menschen) so gut wie ungiftig.

Bor ist zudem möglicherweise ein essenzielles Spurenelement, das über das Trinkwasser und bevorzugt pflanzliche Nahrungsmittel aufgenommen wird. Es soll den Knochenstoffwechsel und Hirnfunktionen günstig beeinflussen. Im Durchschnitt nimmt der Mensch 1–2 mg Bor pro Tag auf.

Eine „offizielle" Bor-Empfehlung gibt es nicht. Die Aufnahme von 1–10 mg Bor pro Tag wird befürwortet. Niedrige Borkonzentrationen in Knochen und Gelenkflüssigkeit wurden beispielsweise bei Rheumapatienten nachgewiesen. Epidemiologische Studien zeigten, dass Arthritissymptome bei einer Aufnahme von weniger als 1 mg Bor pro Tag häufiger vorkommen. Klinische Anwendungen mit 6 mg Natriumtetraborat pro Tag zeigten, dass Bor Gelenkprobleme (Schmerz, Schwellung, Steifigkeit) im Vergleich zu einem Placebo deutlich bessern kann.

Befunde der Borforschung weisen darauf hin, dass dieses Spurenelement für die Gesundheit von Knochen und Gelenken eine große Rolle spielt: Knochenfestigkeit, Beschleunigung der Abheilung von Knochenbrüchen, Vorbeugung von Arthritis/Arthrose. Eine Empfehlung für die Supplementierung ist derzeit nicht möglich. Wer reichlich Obst (z. B. Pflaumen), Nüsse und Gemüse isst, sollte ausreichend mit Bor versorgt sein.

PAPAYA-GALAXIE

Zutaten für zwei Personen:
1 mittelgroße Papaya
Limettensaft
½ Handvoll Mandelsplitter
2 Zweige Minze
20 g Schokoraspel (zartbitter)
50–80 ml Kokosmilch

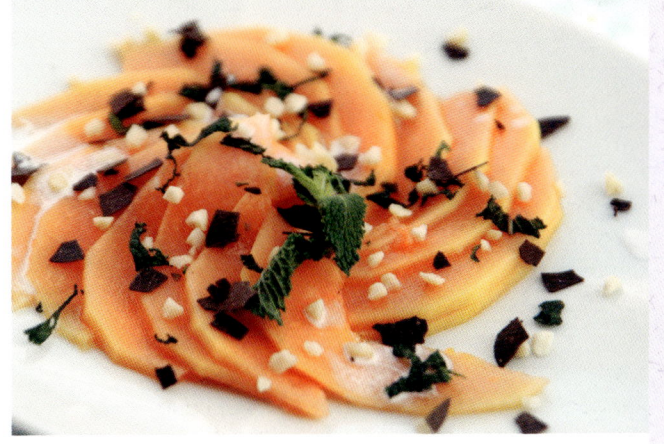

Zubereitung:
Die Papaya schälen, halbieren und mit einem Löffel die Kerne entfernen. Anschließend das Fruchtfleisch in dünne Scheiben schneiden und auf einem Teller anrichten. Mit etwas Limettensaft beträufeln. Die Mandeln in einer beschichteten Pfanne ohne Fett anrösten, beiseitestellen und abkühlen lassen.
Die Minze waschen, trocken schütteln, die Blätter abzupfen und in feine Streifen schneiden. Minze, Mandeln und Schokoraspel über die Papaya streuen.

Tipp: Mit einem Schuss Kokosmilch servieren.

KUPFER

Kupfer (Cu) ist ein Übergangsmetall und Bestandteil lebenswichtiger Enzyme. Es ist vor allem für die Blutbildung (die roten Blutkörperchen) und den Eisenstoffwechsel von großer Bedeutung. Darüber hinaus wird Kupfer für den Aufbau von Protein, zur Quervernetzung von Bindegewebe – ein arthrosevorbeugendes Merkmal – sowie von Nervenzellen gebraucht. Kupfer ist Cofaktor des Stressabbauenzyms Superoxiddismutase (SOD) und schützt Komponenten der Knorpelmatrix vor oxidativen Schäden. Außerdem ist es für die Kollagenproduktion in der extrazellulären Matrix des Gelenkknorpels zwingend nötig.

Kupfer aus Nahrungsmitteln wird im Dünndarm aufgenommen, zur Leber transportiert und zum Großteil über die Leber ausgeschieden. Vollkornprodukte enthalten besonders viel Kupfer. Auch manche Grüngemüse, Hülsenfrüchte, Nüsse und Kakao sind kupferreich. Die Tagesdosis beträgt schätzungsweise 3 mg Kupfer.

> **Kupfer: Lebensmittel**
>
> Rinderleber, Austern, Weizenvollkorn, Hartkäse, Haferflocken, Roggenmischbrot, weiße Bohnen, Linsen, Schweinefleisch

Exakte Werte für den täglichen Kupferbedarf gibt es nicht. Die Deutsche Gesellschaft für Ernährung (DGE) gibt den Bedarf von Erwachsenen mit 1,0–1,5 mg Kupfer pro Tag an. Diese Kupfermenge wird meist bei ausgewogener Mischkost erreicht. Sie sollten eher darauf achten, nicht zu viel Kupfer abzubekommen: höchstens 1 mg pro Tag! Hinweise auf die arthrosevorbeugende Wirkung von Kupfer kommen aus der Orthopädie: Injektionen von kupferhaltiger Superoxiddismutase in Gelenke führten zu antientzündlichen Wirkungen bei Arthrosepatienten. Kupfer ist in vielen Multivitamin-Mineralstoff-Präparaten enthalten.

MAGNESIUM

Mehr als 300 verschiedene Enzyme benötigen Magnesium (Mg), damit lebenswichtige Stoffwechselreaktionen ablaufen können. Fast überall im menschlichen Organismus ist Magnesium aktiv. Es wird überwiegend in Zellen von Knochen- und Weichteilgewebe gespeichert – insgesamt etwa 20 bis 30 Gramm. Magnesium ist auch für den Energie- und Fettstoffwechsel

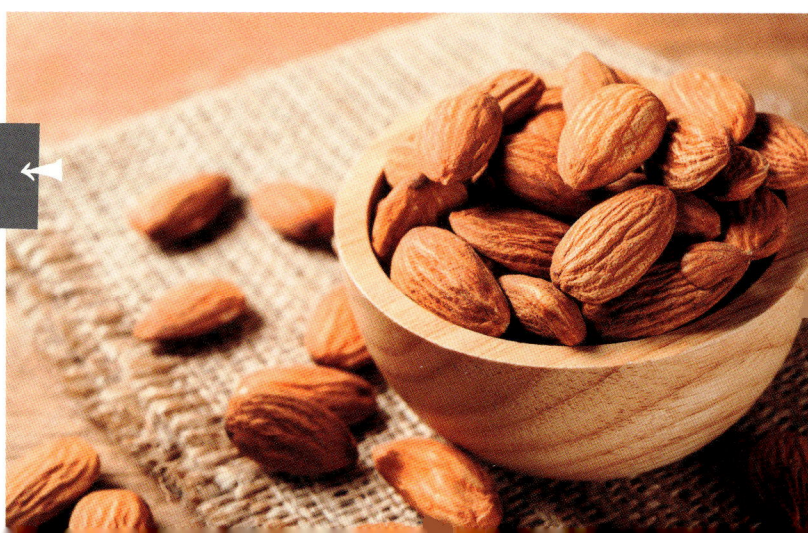

Mandeln enthalten reichlich Magnesium.

Magnesium: Lebensmittel

Weizenkleie, Sonnenblumenkerne, Kakao, Cashewkerne, Mandeln, Naturreis, Kidneybohnen, weiße Bohnen, Haferflocken

von Bedeutung, dämpft nervöse Muskelaktivität und schützt vor Muskelkrämpfen. Herz und Kreislauf profitieren von einer verbesserten Energie- und Sauerstoffausnutzung. Die wichtigste Aufgabe von Magnesium ist die Bereitstellung von Energie. Nichts geht ohne den „Energiezünder" Magnesium, da Zellen ohne Magnesium keinen „Brennstoff" verwerten können.

Studien haben sich mit der Wirkung der Supplementierung auf die Knorpelzellen-, Knorpel- und Gelenkgesundheit befasst. Offensichtlich schützt Magnesium Knorpel und Knorpelzellen vor Schäden. In der Orthopädie hat man günstige Wirkungen nach Injektionen in arthrotische Kniegelenke beobachtet. Magnesium wirkt im Gelenk/in der Gelenkflüssigkeit antientzündlich und schmerzlindernd.

Alle Vollkornprodukte, Hülsenfrüchte und Nüsse enthalten reichlich Magnesium. Es gibt auch magnesiumhaltige Supplemente. Die empfohlene Tagesdosis beträgt etwa 350 mg Magnesium.

SELEN

Selen (Se) ist Bestandteil wichtiger Enzyme und wird im Körper anstelle von Schwefel in Aminosäuren, etwa Cystein und Methionin, eingebaut. Insbesondere spielt das Enzym Glutathionperoxidase, dessen Cofaktor Selen ist, eine Hauptrolle als Schutzfaktor gegen schädliche Sauerstoffradikale. Selen schützt Komponenten der Knorpelmatrix vor oxidativen Schäden und trägt zur Arthrosevorbeugung bei. Darüber hinaus sind selenhaltige Enzyme auch für den Schilddrüsenstoffwechsel und das Immunsystem erforderlich.

Leichter Selenmangel hat auf Dauer durchaus spürbare Folgen. Die Symptome können rheumatische Gelenkbeschwerden, Schwächung des Immunsystems, Aufhellungen des Kopfhaares und Störungen der Fruchtbarkeit sein. Starker Selenmangel kann Muskelschwäche, Herzmuskelschäden, Herzrhythmusstörungen oder Abwehrschwäche verursachen. Bei Selenmangel befinden sich vermehrt Entzündungsfaktoren (z. B. Cyclooxygenasen) im Blut – ein Kennzeichen von entzündlichen Gelenkveränderungen. Eine

Selen: Lebensmittel

Hummer, Sonnenblumenkerne, Scholle, Miesmuscheln, Rotbarsch, Garnelen, Naturreis, Schweinefleisch, Kabeljau, Rindfleisch

Studie zeigte, dass sich mit zunehmend besserer Selenversorgung das Erkrankungsrisiko und der Schweregrad einer Arthrose günstig beeinflussen lassen.

Insbesondere Fleisch und alle Meerestiere enthalten reichlich Selen. Getreide und Hülsenfrüchte sind gleichfalls selenreich – abhängig vom Selengehalt des Bodens im Anbaugebiet. Vollkornprodukte weisen in der Regel mehr als doppelt so viel Selen auf wie Weißmehlprodukte. Der tägliche Bedarf beträgt etwa 30–70 mg Selen. Selen ist als Einzelsubstanz oder in Multivitamin-Mineralstoff-Präparaten zur Nahrungsergänzung erhältlich.

MEERESFRÜCHTEFANG

Zutaten für zwei Personen:
¼ Fenchel
2 Selleriestangen
400 g Meeresfrüchte
4 EL Olivenöl
½ Bund Dill
1 Handvoll Sprossen (z. B. Daikon oder Soja)
5 EL Zitronensaft
Meersalz
Pfeffer

Zubereitung:
Den Fenchel und die Selleriestangen putzen, waschen und klein schneiden. Mit den Meeresfrüchten in etwas Olivenöl anbraten. Den Dill waschen, trocken schütteln und hacken. Die Sprossen waschen und abtropfen lassen. Alles in eine Schüssel geben. Mit Zitronensaft und Olivenöl marinieren, mit Salz und Pfeffer abschmecken.

Tipp: Getrocknete Tomaten als Garnitur sind das Ausrufezeichen.

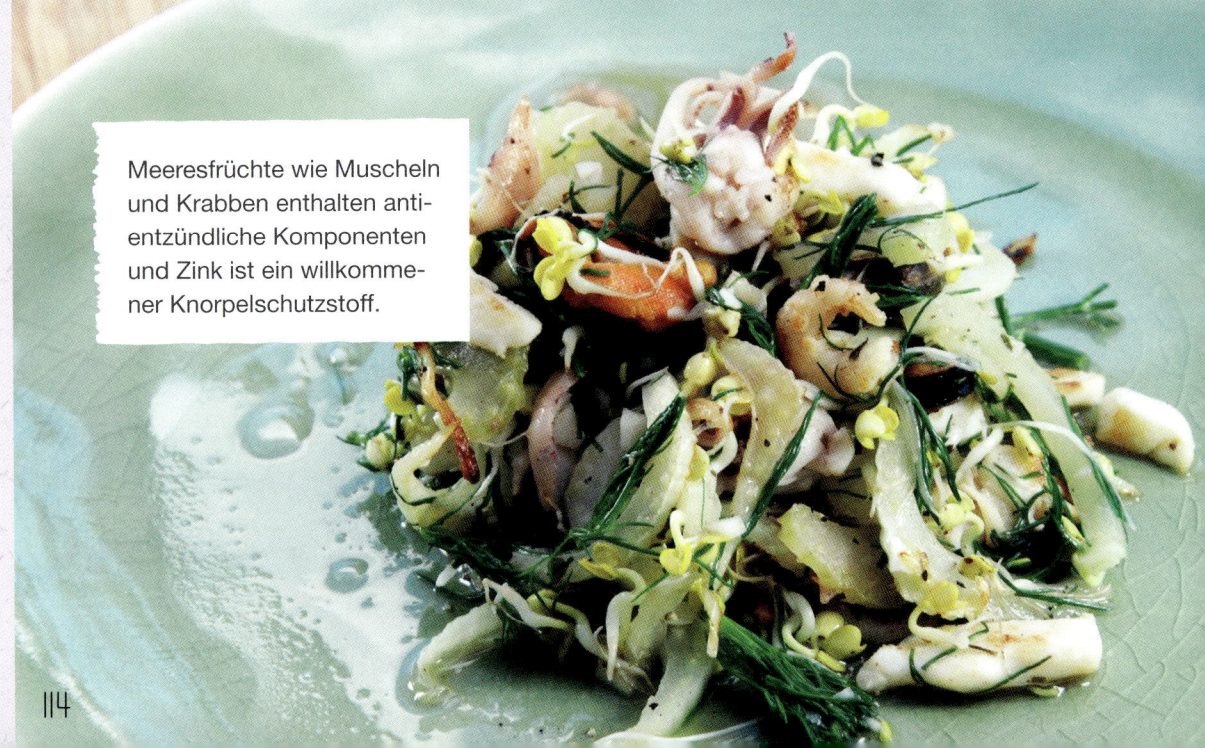

Meeresfrüchte wie Muscheln und Krabben enthalten antientzündliche Komponenten und Zink ist ein willkommener Knorpelschutzstoff.

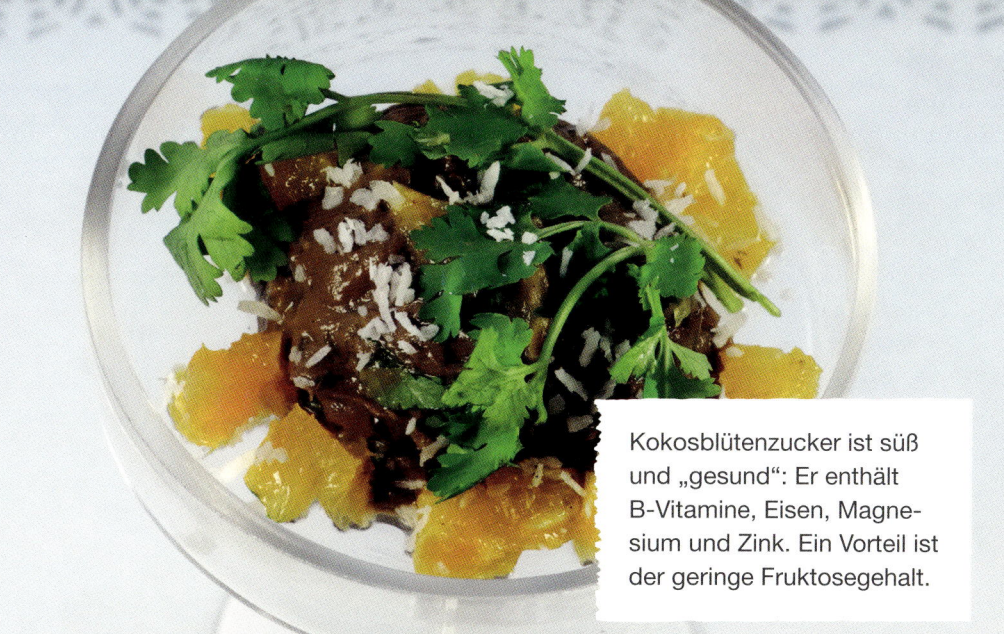

Kokosblütenzucker ist süß und „gesund": Er enthält B-Vitamine, Eisen, Magnesium und Zink. Ein Vorteil ist der geringe Fruktosegehalt.

AVOCADO-KAKAO-CREME

Zutaten für zwei Personen:
1 Orange
1 reife Avocado
2–3 EL Kakaopulver
1 Vanilleschote
Kokosblütenzucker
Salz
1 Stiel Koriander
Kokosflocken

Zubereitung:
Die Orange schälen und würfeln. Die Avocado halbieren und entkernen. Mit dem Löffel das Fruchtfleisch herausschaben und in einer Schüssel mit der Gabel zerdrücken. Das Kakaopulver hinzufügen. Die Vanilleschote halbieren, das Mark herausschaben und zur Avocado geben. Die Zutaten außer der Orange mit dem Stabmixer vermengen, bis sich eine homogene Masse ergibt. Das Ganze mit Kokosblütenzucker und Salz abschmecken. Die Creme mit Orangenstücken servieren, mit Koriander und einer Prise Kokosflocken garnieren.

Tipp: Sie können einen Schuss Kokosmilch untermengen. Das verleiht der Creme ein reizvolles Aroma.

ZINK

Das Spurenelement Zink (Zn) ist ein lebenswichtiger Mineralstoff, vor allem für die Steuerung der Eiweißproduktion. Zink stabilisiert oder hemmt zahlreiche biochemische Funktionen, beeinflusst die Energiegewinnung aus Nährstoffen, unterstützt die Abwehrfunktionen und schützt Zellen durch antioxidative Wirkungen. Es ist an einer Vielzahl enzymatischer Reaktionen beteiligt. Davon sind etwa 300 bekannt. Zink mischt im Eiweiß-, Fett- und Kohlenhydratstoffwechsel mit. Aufbau- und Umbauvorgänge könnten ohne Zink nicht stattfinden. Auch der Säure-Basen-Haushalt ist von einer guten Versorgung abhängig.

In Bezug auf Arthrosevorbeugung hat antioxidatives Zink größte Bedeutung. Es schützt Komponenten der Knorpelmatrix vor oxidativen Schäden. Hinweise auf die arthrosevorbeugende Wirkung von Zink kommen aus der Orthopädie: Injektionen zinkhaltiger Superoxiddismutase in Gelenke führten zu antientzündlichen Wirkungen bei Arthrosepatienten.

Eine Ernährung überwiegend mit industriell verarbeiteten, nährstoffarmen Nahrungsmitteln kann Zinkmangel begünstigen. Symptome sind Wundheilungsstörungen, Unfruchtbarkeit und Hauterkrankungen sowie Haarausfall. Das Immunsystem ist gestört und die Infektanfälligkeit steigt. Da Zink zudem für die Produktion von Botenstoffen im Gehirn zuständig ist, kann Zinkmangel psychische Störungen begünstigen. Zink kommt hauptsächlich in Vollkornprodukten, Hülsenfrüchten, rotem Fleisch, Meeresfrüchten und Schalentieren vor. Vegetarier/Veganer sind für Zinkmangel anfällig. Zink aus tierischen Nahrungsmitteln kann vom Körper besser verwertet werden als Zink aus Pflanzenkost. Die empfohlene Tagesdosis sind 15 mg Zink für Erwachsene. Tagesdosierungen bis 30 mg Zink gelten als unbedenklich. Zink ist als Monopräparat erhältlich und in vielen Multivitamin-Mineralstoff-Präparaten enthalten.

> **Zink: Lebensmittel**
>
> Weizenkeime, Linsen, Emmentaler Käse, Haferflocken, Rindfleisch, Gouda, Lammkeule, weiße Bohnen, Vollkornweizen, Schweinekotelett

OMEGA-3-FETTSÄUREN

Omega-3-Fettsäuren gehören zu den mehrfach ungesättigten Fettsäuren. Mehrfach ungesättigte Fettsäuren sind Bausteine von Zellmembranen. Sie sind auch für Botenstoffe erforderlich, die den Blutdruck, Entzündungsprozesse, die Blutgerinnung und den Fettstoffwechsel regulieren. Essenzielle mehrfach ungesättigte Fettsäuren sind Omega-3-Fettsäuren (z. B. Alpha-Linolensäure) und Omega-6-Fettsäuren (z. B. Linolsäure). Sie helfen bei der Bekämpfung von Giften, Bakterien, Viren sowie schädlichen und allergenen Substanzen und schützen Körperzellen. Sie liefern auch Vorstufen von Prostaglandinen, die für lebenswichtige Funktionen gebraucht werden.

Mögliche Heilwirkungen von Omega-3-Fettsäuren wurden in klinischen Studien geprüft. Für die optimale Gesundheit wird im Nahrungsangebot ein Verhältnis von Omega-6- zu Omega-3-Fettsäuren von 4:1 bis 1:1 empfohlen. Bei der im Westen üblichen Ernährung beträgt dieses Verhältnis aber bis zu 20:1! Achten Sie auf die gesunde Zufuhr von ungesättigten Fettsäuren im ausgewogenen Verhältnis.

Fettes Öl vom Hochseefisch enthält Omega-3-Fettsäuren und gilt als gutes Mittel, um Herzinfarkt

Omega-3-Fettsäuren

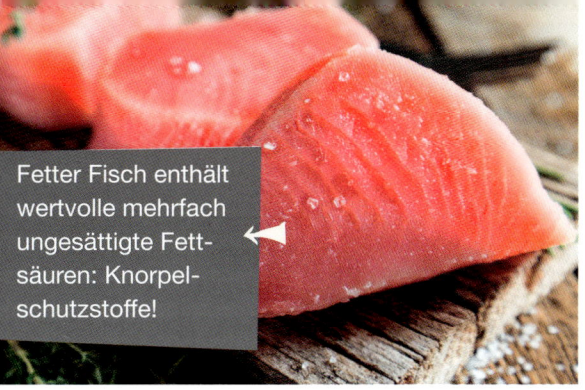

Fetter Fisch enthält wertvolle mehrfach ungesättigte Fettsäuren: Knorpelschutzstoffe!

und Schlaganfall vorzubeugen. Langkettige Omega-3-Fettsäuren sind zur Energieversorgung des Auges und des Gehirns nötig. Auch Eicosapentaensäure (EPA) und Docosahexaensäure (DHA) gehören zur Omega-3-Gruppe und finden sich vor allem in fettreichen Meeresfischen wie Makrele, Thunfisch, Lachs und Hering. Lachs enthält etwa 30 bis 35 Prozent Omega-3-Fettsäuren. Omega-6-Fettsäuren sind vor allem in Borretsch- und Nachtkerzenöl, in Sonnenblumen-, Distel- und Maisöl enthalten, in geringer Menge auch in Fleisch und Milchprodukten.

Laborstudien zeigten, dass Omega-3-Fettsäuren verschiedene Entzündungsmechanismen hemmen. Sie beeinflussen auch die Signalübertragung und Genexpression bei Entzündungsprozessen. Omega-3-Fettsäuren hemmen den Abbau von Kollagen im Gelenkknorpel und die Bildung entzündlicher Eicosanoide. Bei Arthritispatienten konnten durch Fischölkapseln die Anzahl geschwollener Gelenke reduziert, Morgensteifigkeit und Schmerzempfindlichkeit deutlich gebessert werden.

Bei Arthrosepatienten beobachtete man eine verringerte entzündliche Aktivität, wenn Fischölkapseln eingenommen wurden. Eine Langzeitstudie zeigte, dass die Patienten von Schmerzlinderung und reduzierter Schmerzmitteleinnahme (z. B. Ibuprofen) profitieren, wenn sie 2,6 g Omega-3-Fettsäuren pro Tag einnehmen. Ähnliche Ergebnisse waren bei Arthritispatienten zu beobachten, die 10 g Kabeljau/Dorschöl pro Tag benutzten. In Studien beobachtete man, dass Omega-3-Fettsäuren Gelenkentzündungen hemmen, Morgensteifigkeit bessern und den Schmerzmittelbedarf verringern. Vor allem das durch Übergewicht erhöhte Arthroserisiko kann bei einer Ernährung, die auf reichlich Omega-3-Fettsäuren setzt, zur Gelenkgesundheit beitragen.

Gute Erfahrungen hat man bei Knie-/Hüftarthrose auch mit 300 mg Krillöl pro Tag gemacht: nachhaltige Verbesserung von Entzündungswerten, Schmerzen, Morgensteifigkeit und der Gelenkbeweglichkeit. Fisch- und Krillöl hemmen nachweislich die Entzündungsaktivität. In Tierversuchen hat man unter Fischöl eine 50-prozentige Verringerung arthrotischer Knorpelveränderungen beobachtet. Fischölkapseln sind zur Arthrosevorbeugung empfehlenswert und als Nahrungsergänzungsmittel erhältlich.

Omega-3-Küchentipps

Mehrfach ungesättigte Fettsäuren: fetter Fisch (Lachs, Makrele, Hering, Sardinen), Schalentiere, Nüsse, Ölsaaten, Pflanzenöle (Sonnenblumen-, Mais-, Leinsamen-, Raps-, Distel-, Sojabohnenöl)

- Einfach ungesättigte Fettsäuren in Oliven- und Rapsöl sind wärmestabiler, sollten aber nicht zu stark erhitzt werden. Ein Salatdressing mit solchen Ölen ist schmackhaft und sehr gesund. Benutzen Sie leckeres Oliven- oder Rapsöl auch zum Backen.
- Mehrfach ungesättigte Fettsäuren sind hitzeempfindlich. Kurze Garzeiten bei geringer Temperatur sind deshalb bei Fisch, Meeresfrüchten oder Pflanzenölen empfehlenswert. Fetter Fisch schmeckt am besten frisch zubereitet, tiefgekühlt bleibt er nicht lange vollwertig.
- Benutzen Sie Walnüsse als Zutat für kreative Menükompositionen.

Gelenkschutz: Vitalstoffe

Fett in Lebensmitteln

Pflanzenöl	Lebensmittel	Anteil an der Gesamtfettaufnahme (maximal 30 % des Kalorienbedarfs)	Empfehlung
Gesättigt	Rind-, Schweine-, Lammfleisch, Hühnerhaut, Milch, Butter, Käse, Sahne, Eis, Eigelb, Schweineschmalz, Rindertalg, Kokosfett, Palmöl, Kakaobutter	7 bis 10 Prozent	tierische Fette, Geflügel
Einfach ungesättigt	Avocado, Erdnüsse, Erdnussbutter, Mandeln, Nüsse, Ölsaaten	10 bis 16 Prozent	Olivenöl für die Küche standardmäßig
Mehrfach ungesättigt	fetter Fisch (Lachs, Makrele, Hering, Sardinen), Schalentiere, Nüsse, Ölsaaten, Pflanzenöle (Sonnenblumen-, Mais-, Leinsamen-, Raps-, Distel-, Sojabohnenöl)	7 bis 10 Prozent	ein bis zweimal pro Woche
Transfett (teilweise gehärtetes Pflanzenfett)	Kuchen- und Keks-Fertigprodukte, Chips, Pommes frites, Mikrowellenpopcorn, Instantsaucen (Pulver), Kuchenmischungen	–	meiden
Gehärtetes Pflanzenfett	Margarine u. a.	–	meiden

Knorpelschutz mit Supplementen

Nachfolgend finden Sie eine Auswahl von Nahrungsergänzungsmitteln, die zur Arthrosevorbeugung empfehlenswert sind.
- Die für Sie passenden Mittel können Sie nach Bedarf selbst zusammenstellen.
- Die Supplementierung mit Vitamin D wird generell und unabhängig von Gelenkproblemen empfohlen.
- Die genannten Tagesdosierungen beziehen sich auf ansonsten gesunde Erwachsene, die Gelenkprobleme oder Arthrose haben oder Arthrose vorbeugen möchten.
- Multipräparate enthalten oft zu geringe Dosierungen von bestimmten Stoffen. Im Zweifel wird zu Einzelsubstanzen geraten.

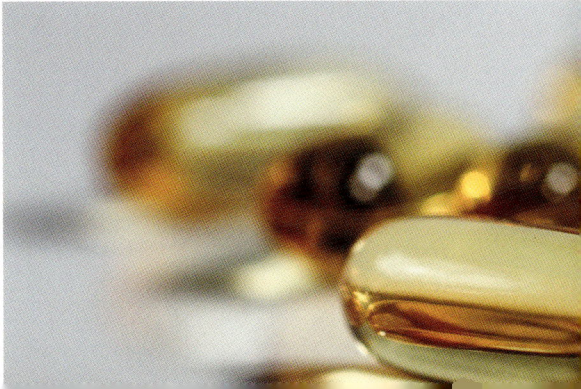

Omega-3-Fettsäuren

Knorpelschutz-stoff	Bemerkungen	Tagesdosis
Vitamin D	generell empfehlenswert, insbesondere für Senioren und Menschen mit weitgehend fehlender Sonnenlichtexposition	2000–6000 IE Vitamin D3 abhängig vom Vitamin-D-Status auch höhere Dosierungen
Vitamin B12	generell empfehlenswert, insbesondere für Senioren und Veganer/Vegetarier	500–1000 µg Methylcobalamin abhängig vom Vitamin-B12-Status auch höhere Dosierungen
Vitamin C	generell bei Krankheitsanfälligkeit und Mangelerscheinungen, Hochdosis-Anwendung mit liposomal verkapseltem Vitamin bei Akutproblemen (auch an Gelenken)	1000 mg Vitamin C „Notfallanwendung" mit 2–10 g liposomal verkapseltem Vitamin C (Hochdosisanwendung)
Kupfer	Überschreiten Sie die empfohlene Tagesdosis nicht!	1 mg
Selen	Deutschland ist Selen-Mangelgebiet	30–70 mg
Zink	Überschreiten Sie die empfohlene Tagesdosis nicht!	15 mg
Omega-3-Fettsäuren	Fischölkapseln, generell und für die Knorpelgesundheit empfehlenswert	3–10 g
Chondroitinsulfat	bei Arthrose knorpelschützend und schmerzlindernd wirksam	800–1200 mg
Glucosaminsulfat	bei Arthrose knorpelschützend und schmerzlindernd wirksam	1200 mg
Kollagen-Hydrolysat	bei Arthrose knorpelschützend und schmerzlindernd wirksam	10–20 g Pulver

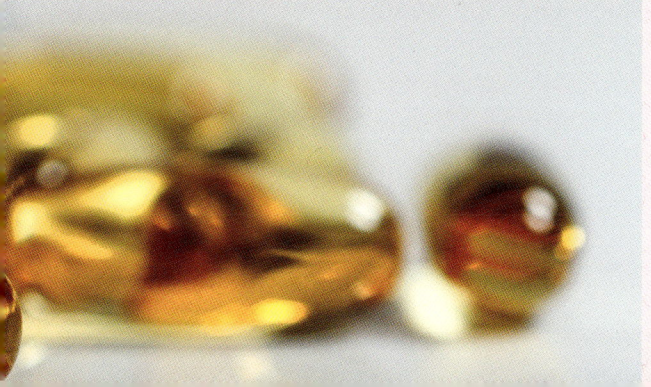

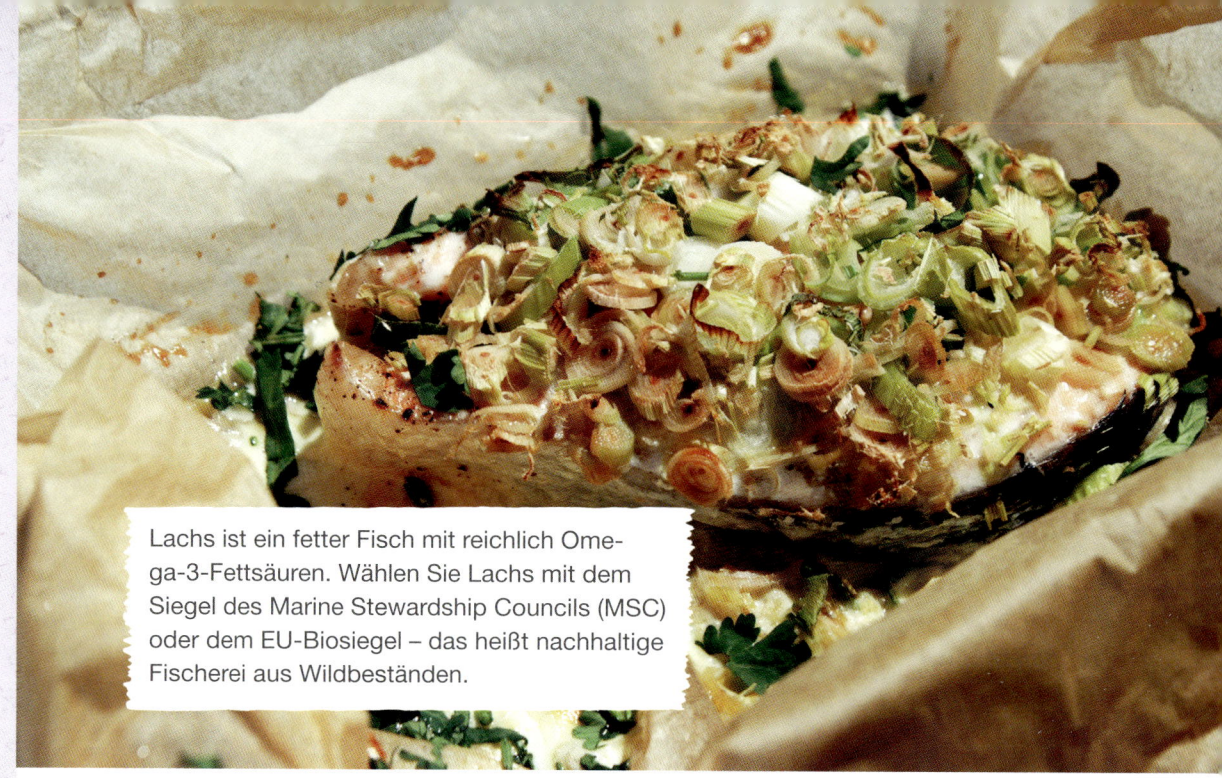

Lachs ist ein fetter Fisch mit reichlich Omega-3-Fettsäuren. Wählen Sie Lachs mit dem Siegel des Marine Stewardship Councils (MSC) oder dem EU-Biosiegel – das heißt nachhaltige Fischerei aus Wildbeständen.

LACHSSTEAK MIT ZITRONENGRAS

Zutaten für zwei Personen:
2 Lachssteaks à 150 g
2 Stängel Zitronengras
1 Frühlingszwiebel
50 ml Sahne
4 EL Olivenöl
Meersalz
Pfeffer

Zubereitung:
Den Backofen auf 210 °C vorheizen. Den Lachs abspülen und trocken tupfen. Zitronengras und Frühlingszwiebel putzen, waschen, trocken tupfen und in feine Ringe schneiden. Eine Auflaufform mit Backpapier auslegen, den Fisch hineingeben, die Kräuter darübergeben. Mit Sahne und Olivenöl beträufeln, salzen und pfeffern. Das Ganze 12 bis 15 Minuten im Ofen garen.

Tipp: Die perfekte Garnitur ist frischer Koriander.

REGENERATION: KNORPELSTOFF

Da Arthrose eine Erkrankung ist, die zum Aufbrauch (Verschleiß) von Knorpelsubstanz und zur Knorpeldegeneration führt, suchte man nach Stoffen, die die Regeneration fördern und vor Verschleiß schützen (Chondroprotektiva). Knorpelschutzstoffe sind Chondroitin, Glucosamin, Hyaluronsäure und Kollagen-Hydrolysat. Solche Stoffe werden sowohl vorbeugend zur Nahrungsergänzung als auch bei orthopädischen Eingriffen eingesetzt. Dennoch gibt es widersprüchliche Erkenntnisse in Bezug auf die Wirkungen von Chondroprotektiva.

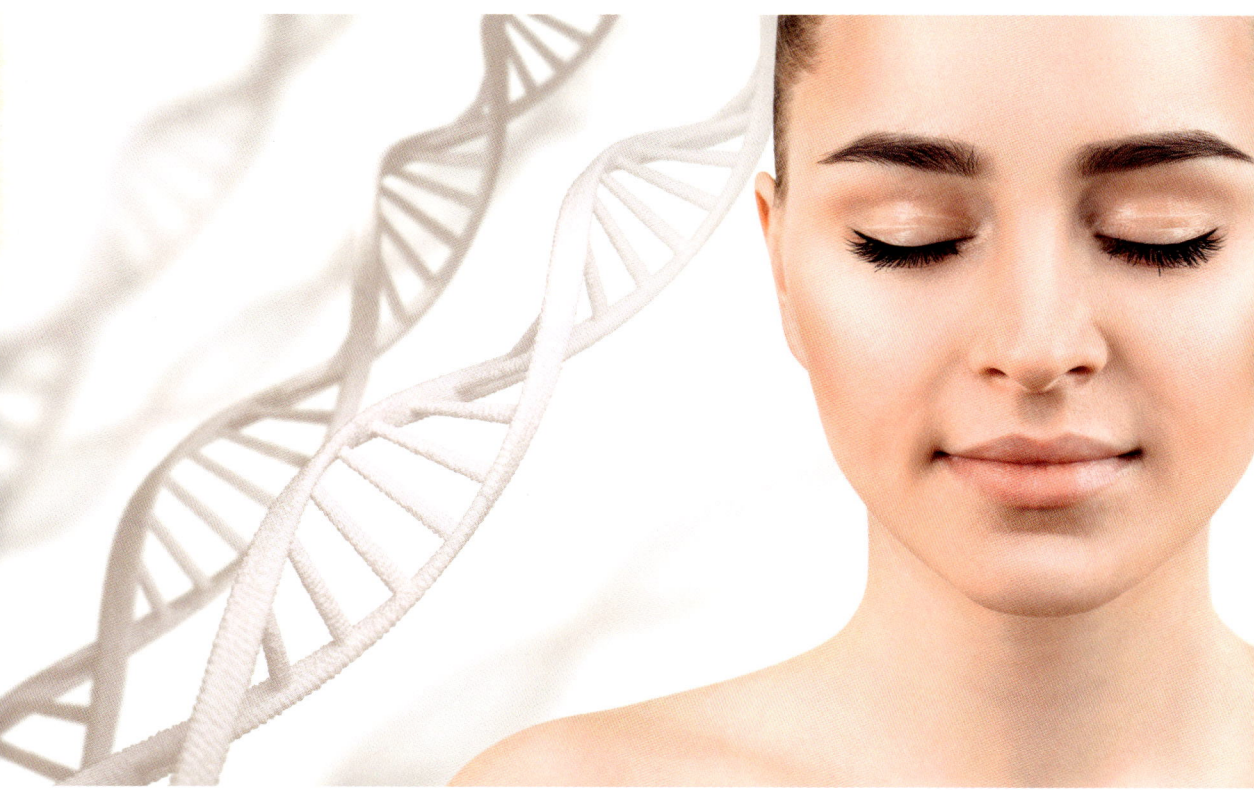

CHONDROITIN

Chondroitin/Chondroitinsulfat wird von Knorpelzellen produziert, ist ein wichtiger Bestandteil von Knorpelgewebe und macht den Knorpel widerstandsfähig gegen Kompression (Druckwirkung). Chemisch handelt es sich um Glykosaminoglykane, die an Proteoglykane (ein weiterer Knorpelbaustoff) angelagert sind. Diese Verbindung ist stark wasserliebend und verleiht der Knorpelmatrix elastische Eigenschaften. Chondroitinsulfat ist auch in Haiknorpel enthalten. Chondroitinsulfat vermittelt knorpelschützende Effekte:

Regeneration: Knorpelstoff

- Antioxidative Wirkung
- Hemmung des Absterbens von Knorpelzellen
- Hemmung des Abbaus der Knorpelmatrix
- Entzündungshemmung
- Stimulation der Bildung von Knorpelgrundsubstanz
- Verbesserte Gelenkbeweglichkeit und Schmerzlinderung

Es wird angenommen, dass bei Arthrose/Arthritis zu wenig Chondroitinsulfat im Gelenkknorpel vorhanden ist. Zahlreiche Studien haben die Wirksamkeit von Chondroitinsulfat zur Regeneration und zum Schutz vor degenerativem Knorpelabbau untersucht. Chondroitin-Supplementierung unterstützt die Wiederherstellung der Gelenkfunktion bei Arthrose der Hüfte, des Knies und der Fingergelenke.

- Chondroitinsulfat lindert im Vergleich zum Placebo Schmerzen, verbessert die Gelenkbeweglichkeit und verlangsamt den Arthroseverlauf signifikant – insbesondere bei Hüft- und Kniearthrose.
- Wird Chondroitinsulfat (800 mg pro Tag) ein Jahr oder länger eingesetzt, lässt sich im Röntgenbild eine verzögerte Verschmälerung des Gelenkspalts nachweisen. Das heißt, Chondroitin gelangt tatsächlich dorthin, wo es gebraucht wird – in das Knorpelgewebe.

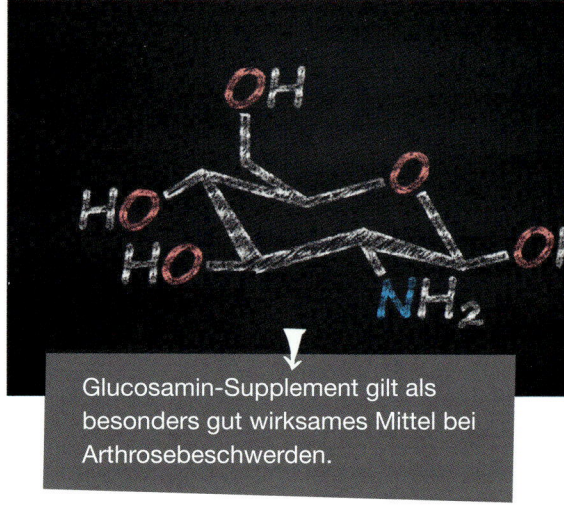

Glucosamin-Supplement gilt als besonders gut wirksames Mittel bei Arthrosebeschwerden.

- Die besten Ergebnisse werden mit Kombinationen von Chondroitinsulfat plus Glucosaminsulfat erzielt.

Chondroitin ist als Nahrungsergänzungsmittel erhältlich. Die Tagesdosis beträgt 800–1200 mg Chondroitinsulfat. In diesem Dosisbereich ist Chondroitin sehr gut verträglich; relevante Nebenwirkungen sind nicht bekannt. Da Chondroitin ein relativ großes Molekül ist, geht man von einer begrenzten Aufnahme aus dem Verdauungstrakt aus. Fachgesellschaften empfehlen den Knorpelschutz mit Chondroitinsulfat.

GLUCOSAMIN

Glucosamin/Glucosaminsulfat ist ein natürlicher Aminozucker, Bestandteil von Bindegewebe, Knorpel und Gelenkflüssigkeit. Es ist eine Vorläufersubstanz von Chondroitin und eine Grundsubstanz für die Bildung von Hyaluronsäure und Knorpelbausteinen (Proteoglykane). Im Vergleich zu Chondroitin wird Glucosamin sehr viel besser aus dem Verdauungstrakt aufgenommen. Deshalb betrachtet man die Nahrungsergänzung mit Glucosamin als die preiswertere Methode, um Gelenkknorpel zu regenerieren. Glucosaminsulfat vermittelt knorpelschützende Effekte:

- Glucosamin fördert die Bildung von Knorpelgrundsubstanz durch Mobilisierung von Knorpelbausteinen (Proteoglykane).
- Glucosamin hemmt Abbauvorgänge in der Knorpelmatrix und verlangsamt den Arthroseverlauf.
- Glucosamin wirkt antientzündlich.

Die Knorpelschutzwirkung von Glucosamin als Nahrungsergänzung wurde in einigen Studien geprüft:

- Eine Metaanalyse (25 kontrollierte Studien) untersuchte die Wirkung von 1500 mg Gluco-

samin pro Tag bei Arthrose. Unter Glucosamin kam es im Vergleich zum Placebo zu einer um 11 Prozent verbesserten Gelenkbeweglichkeit und zur Schmerzlinderung um 22 Prozent.
- Im Vergleich zu Schmerzmitteln (z. B. Ibuprofen) zeigte sich eine ebenbürtige oder überlegene schmerzlindernde Wirkung von 1500 mg Glucosaminsulfat pro Tag. Glucosamin war deutlich besser verträglich als das Schmerzmittel.
- Bei Patienten mit Kniegelenksarthrose, die Glucosamin zum Knorpelschutz einsetzen, ist signifikant seltener ein totaler Gelenkersatz nötig.
- Als besonders wirksam hat sich die Supplementierung mit Glucosamin plus Omega-3-Fettsäuren erwiesen: Wer täglich 500 mg Glucosamin plus 444 mg Omega-3-Fettsäuren einnahm, dessen Morgensteifigkeit und Schmerzen gingen im Vergleich zur Einzelanwendung von Glucosamin um 90% zurück.
- Eine kontrollierte Studie mit mehr als 1500 Kniearthrosepatienten ergab, dass Glucosamin kombiniert mit Chondroitin mittelschwere bis schwere Gelenkschmerzen lindern kann.
- Eine kontrollierte Studie mit 605 Kniearthrosepatienten zeigte, dass die kombinierte Anwendung von zwei Mal täglich Glucosamin und Chondroitin über zwei Jahre den Knorpelabbau hemmt (Abschwächung der Gelenkspaltverkleinerung). Schmerzlindernde Wirkungen kamen hinzu.

Glucosamin ist als Nahrungsergänzungsmittel erhältlich. Die Tagesdosis beträgt bis 1250 mg Glucosamin. In diesem Dosisbereich ist Glucosamin sehr gut verträglich. Relevante Nebenwirkungen sind nicht bekannt. Fachgesellschaften empfehlen den Knorpelschutz mit Glucosamin.

HYALURONSÄURE

Hyaluronsäure ist ein wasserliebender Aminozucker. Sie ist eine wichtige Komponente des Bindegewebes. Hauptanwendungen sind Injektionen von Hyaluronsäure bei Arthrose und in der ästhetischen Medizin (z. B. Faltenunterspritzung). Hyaluronsäure vermittelt bemerkenswerte Effekte:

Wasserspeicherung
Hyaluronsäure kann sehr große Wassermengen binden, pro Gramm bis zu 6 Liter Wasser!

Druckbelastung
Wasser lässt sich kaum komprimieren. Dies wird beispielsweise für die Druckbeständigkeit des Bandscheiben-Gallertkerns ausgenutzt.

Gleitmittel
Hyaluronsäure ist die Hauptkomponente von Gelenkflüssigkeit (Synovia). Sie vermittelt reibungslose Gelenkbewegungen und ist das maßgeschneiderte Gleitmittel der Gelenkknorpeloberfläche.

Hyaluronsäure hat auch antientzündliche Eigenschaften, etwa bei Injektion in Gelenke, kann bei Arthrose aber auch als Nahrungsergänzungsmittel eingesetzt werden. Eine Studie mit Kniearthrosepatienten zeigte, dass die Hyaluronsäure-Supplementierung Symptome lindern kann. Hyaluronsäure ist als Einzelsupplement erhältlich oder Bestandteil von Multipräparaten kombiniert mit Vitaminen und Mineralstoffen. Die Tagesdosis beträgt 50–250 mg Hyaluronsäure.

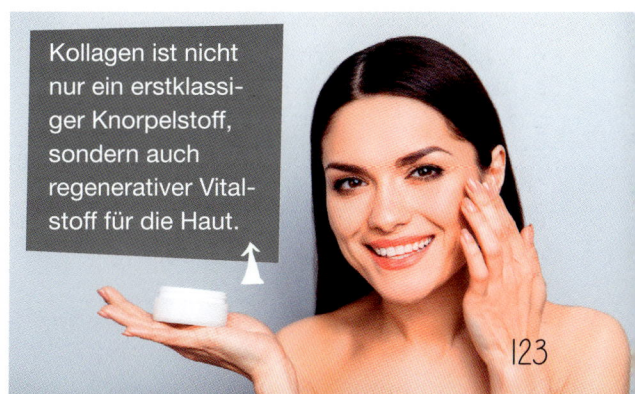

Kollagen ist nicht nur ein erstklassiger Knorpelstoff, sondern auch regenerativer Vitalstoff für die Haut.

Regeneration: Knorpelstoff

KOLLAGEN-HYDROLYSAT

Kollagen ist ein Eiweißstoff, der dem Bindegewebe Festigkeit und Elastizität verleiht. Es ist ein Grundbaustoff von Knorpel. Pulverförmiges oder trinkbares Kollagen-Hydrolysat enthalten Kollagen und Aminosäuren wie Glycin und Arginin. Offiziell wird Kollagen-Hydrolysat als Lebensmittel eingestuft.

Die nahrungsergänzende Einnahme von Kollagen-Hydrolysat regt die Synthese der Matrix im Gelenkknorpel an. Studien haben gezeigt, dass die Kollagen-Hydrolysat-Supplementierung bei Arthrosepatienten den Bedarf an Schmerzmitteln (z. B. Ibuprofen) verringert, die Gelenkbeweglichkeit verbessert und Schmerzen signifikant lindert.

Kollagen-Hydrolysat eignet sich gut zur Arthrosevorbeugung, da die Knorpelneubildung stimuliert wird. Aktuelle Studien fanden deutliche Hinweise auf die langfristige Wirksamkeit von Kollagen-Hydrolysat in Bezug auf die Regeneration der Gelenkstruktur und die Wiederherstellung von Gelenkfunktionen. Wer Kollagen-Hydrolysat einsetzt, profitiert zusätzlich von hautverjüngenden Effekten.

Kollagen-Hydrolysat ist als Einzelsupplement erhältlich oder als Bestandteil von Multipräparaten kombiniert mit Elastin, Hyaluronsäure, Vitaminen und Mineralstoffen. Die Tagesdosis beträgt etwa 10–20 g Kollagen-Hydrolysat-Pulver.

ZARU-SOBA

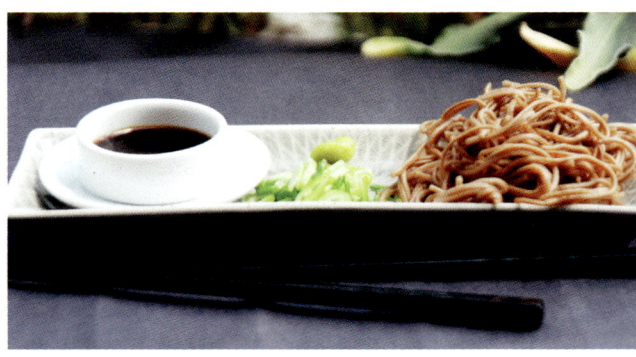

Zutaten für zwei Personen:
400 g Soba-Nudeln (aus Buchweizen)
1 Frühlingszwiebel
Mentsuyu-Sauce
Wasabi-Paste

Zubereitung:
1 Liter Wasser in einem Topf zum Kochen bringen. Die Soba-Nudeln in das kochende Wasser geben und etwa 5 Minuten (nach Packungsangabe) kochen, abgießen und mit kaltem Wasser abschrecken. Die Frühlingszwiebel putzen, waschen und in feine Ringe schneiden. Die Nudeln auf Teller geben und die Sauce in einem Schüsselchen dazu reichen.
Mit Wasabi (japanischem Meerrettich) servieren.

Tipp: Die Mentsuyu-Sauce kann leicht selbst hergestellt werden: 200 ml japanische Sojasauce, 100 ml Mirin, 200 ml Wasser und etwas Dashi mischen. 3 Minuten köcheln lassen. Das Nudelwasser ist besonders gesund und in Japan ein populäres Getränk!

> Buchweizen ist ein vielseitiges Nahrungsmittel und eine wirksame Heilpflanze. Wer Gelenkbeschwerden hat, genießt Soba-Nudeln oder verwendet Buchweizenmehl (z. B. für Blinis, siehe S. 58). Er enthält reichlich Lysin – eine Aminosäure, die für den Kollagen- und Knochenstoffwechsel eine wichtige Rolle spielt.

MOMORDICA-TEICH

Zutaten:
2–4 Bittermelonen *(Momordica)*
¼ Block Tofu
½ Frühlingszwiebel
½ Möhre
2 Reisstrohpilze
1 Schalotte
Fischsauce
Meersalz
Pfeffer
250 ml Kokoswasser
250 ml Gemüsebrühe
½ Bund Schnittlauch

Zubereitung:
Die Bittermelonen waschen und trocknen. Anschließend die äußeren Enden abschneiden und die Melonen in etwa 4 Zentimeter große Stücke zerteilen. Diese Stücke vorsichtig mit einem Küchenmesser oder Löffelstiel aushöhlen. Den Tofu in ein sauberes Leintuch geben und die Flüssigkeit herausdrücken. Die Frühlingszwiebel putzen, waschen und hacken. Die Möhre waschen, schälen und fein hacken. Die Pilze ebenfalls hacken. Die Schalotte häuten und sorgfältig zerkleinern. Alles in eine Schüssel geben, mit Fischsauce, Salz und Pfeffer würzen und zu einer homogenen Masse verkneten.
Nun die Bittermelonenstücke mit der Masse füllen und 20 Minuten dämpfen. Inzwischen in einem Topf Kokoswasser mit Gemüsebrühe aufkochen, mit Fischsauce und Salz sowie Wasser abschmecken. Dann den Schnittlauch waschen, trocken schütteln und in feine Ringe schneiden.
Die Brühe in Schüsseln gießen, die gefüllten Bittermelonen behutsam einlegen und das Gericht mit Schnittlauch garnieren.

Tipp: Bittermelonen *(Momordica)* sind ein bewährtes traditionelles Heilmittel, auch bei Gelenkproblemen. Sie wirken unter anderem antientzündlich, antibiotisch, immunaktivierend und entgiftend. Sie bekommen dieses Edelbitter-Kürbisgewächs in Asialäden oder beim gut sortierten Gemüsehändler.

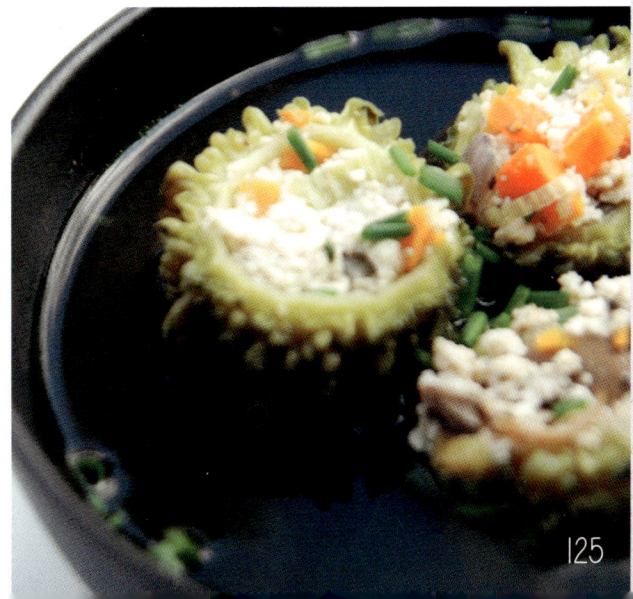

INFOSERVICE

INTERNET

www.arthrose.de
www.5amtag.de
www.agr-ev.de
www.arthrose.de
www.healthandyoga.ch
www.moving-coach.com
www.oesg.de
www.rheuma-liga.de
www.schmerzliga.ch
www.schmerzliga.de
www.tanzprojekt.com
www.yoga-pilates-feldenkrais.de

SELBSTTESTS

Vitamin B12, Vitamin D: www.cerascreen.de, www.medivere.de

LESETIPPS

Eberhard J. Wormer: Vitamin D. 2. Aufl. Kopp, Rottenburg 2015
Eberhard J. Wormer: Vitamin B12. Kopp, Rottenburg 2017
Eberhard J. Wormer, Ulrich Grasberger: Zaubertrank – liposomal verkapseltes Vitamin C. Selbst herstellen und erfolgreich anwenden. Kopp, Rottenburg 2018
Eberhard J. Wormer: Abnehmen mit Wohlfühlfaktor. Entspannt zur schlanken Linie. Lingen, Köln 2018
Eberhard J. Wormer: Autogenes Training. Lingen, Köln 2015
Eberhard J. Wormer: Effektives Rückentraining. Lingen, Köln 2018
Eberhard J. Wormer: Fibromyalgie. Die Lösung des Schmerzproblems. Kopp, Rottenburg 2018
Eberhard J. Wormer: Fitness für zu Hause. Übungen ohne Geräte. Lingen, Köln 2018
Eberhard J. Wormer: Starke Knochen. Osteoporose vorbeugen und behandeln. Lingen, Köln 2013
Eberhard J. Wormer: Yoga-Kuren. Lingen, Köln 2018